糖尿病性视网膜病变微创手术

张良 李涛 曹丹 主编

图书在版编目（CIP）数据

糖尿病性视网膜病变微创手术 / 张良，李涛，曹丹主编.
广州：广东科技出版社，2025. 5. -- ISBN 978-7-5359-8487-6
Ⅰ. R587.2；R774.1
中国国家版本馆CIP数据核字第2025XR8777号

糖尿病性视网膜病变微创手术
Tangniaobingxing Shiwangmo Bingbian Weichuang Shoushu

出 版 人：严奉强
责任编辑：李旻
装帧设计：友间文化
责任校对：邵凌霞
责任印制：彭海波　林记松
出版发行：广东科技出版社
　　　　　（广州市环市东路水荫路11号　邮政编码：510075）
销售热线：020-37607413
https://www.gdstp.com.cn
E-mail: gdkjbw@nfcb.com.cn
经　　销：广东新华发行集团股份有限公司
印　　刷：广州市彩源印刷有限公司
　　　　　（广州市黄埔区百合三路8号）
规　　格：787 mm×1 092 mm　1/16　印张13.25　字数244千
版　　次：2025年5月第1版
　　　　　2025年5月第1次印刷
定　　价：168.00元

如发现因印装质量问题影响阅读，请与广东科技出版社印制室联系调换（电话：020-37607272）。

编委会

主 编 张 良 李 涛 曹 丹

编委（按姓氏笔画排序）：

王子诚　庄雪楠　刘宝怡　李 涛　李 菁

李韬正　张 良　张钊填　陈若瑜　林壮玲

周立军　孟倩丽　徐子康　徐智聪　黄中宁

黄丹铃　黄玉娟　黄嘉仪　曹 丹　崔 颖

梁安怡　梁慧琳　董道权　程志兴　曾运考

主编简介
Editor-in-Chief's Profile

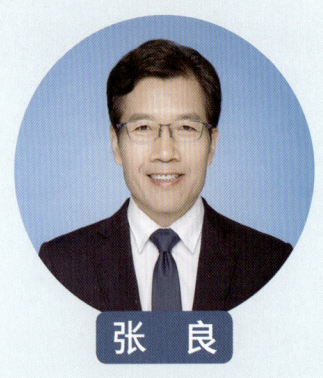

张 良

主任医师，教授，博士研究生导师。现任广东省眼病防治研究所副所长，国家卫健委防盲技术指导组委员，广东省医师学会眼科医师分会副主任委员兼防盲学组组长，广东省医学会眼科学分会黄斑病学组副组长。长期从事眼科临床、教学和科研工作，在玻璃体视网膜疾病、糖尿病性视网膜病变的诊疗方面具有丰富经验。主持国家自然科学基金等多项课题，获国家发明专利授权2项。发表学术论文近50篇。

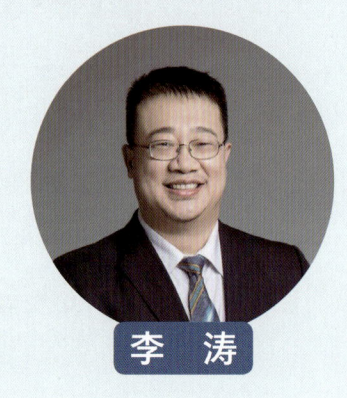

李 涛

教授/主任医师，博士研究生导师，眼病防治全国重点实验室PI，中山大学中山眼科中心副主任（副院长）。担任国家卫健委医疗应急工作眼科专家组成员，广东省医学会眼科学分会眼外伤学组组长，广东省医学会眼科学分会黄斑病学组副组长等。主持国家自然科学基金5项、广东省自然科学基金2项、广州市科技重点研发项目1项，参与国家重点研发项目1项，获国家发明专利授权2项。发表学术论文100余篇，参编专著6部。

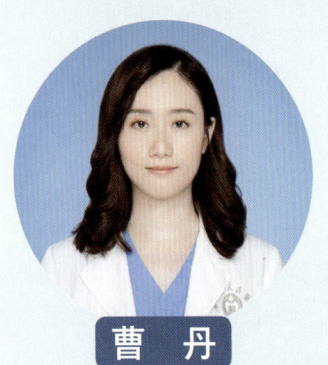

曹 丹

医学博士，副主任医师，硕士研究生导师。现任广东省医学会眼科学分会青年委员会副主任委员、广东省眼健康协会青年医师专业委员会副主任委员。擅长各种眼底疾病、青光眼的诊治，主要研究方向为糖尿病性视网膜病变。主持国家自然科学基金、广东省自然科学基金、广州市科技计划项目等课题7项，获国家发明专利授权2项。发表学术论文数十篇。

序一
PREFACE

在医学的广阔天地中，眼底病学如同一颗璀璨的明珠，闪耀着独特的光芒。我深知在这片领域中耕耘的不易与责任，特别是在糖尿病性视网膜病变这一复杂而棘手的领域，我们更是需要不断探索、不断前行。

多年来，我国眼底病学领域的工作者一直致力于糖尿病性视网膜病变的研究与治疗，在糖尿病性视网膜病变的早期诊断、发病机制、防治及并发症的临床和基础研究方面都取得了较好的成果。但糖尿病性视网膜病变手术是最复杂的玻璃体视网膜手术之一，为了取得最好的手术效果，减少手术并发症，中华医学会眼科学分会眼底病学组在2024年也适时地推出《玻璃体切割手术治疗2型糖尿病性视网膜病变专家共识》。但糖尿病性视网膜病变的复杂性需要不断地探索和总结，才能使我们更加接近理想的治疗之境。

《糖尿病性视网膜病变微创手术》一书详细阐述了微创手术的理念和操作技巧，与共识中提到的"最小量化手术"有相通之处，但本书从更广的范围、更多的细节着手，从糖尿病性玻璃体视网膜的病理生理改变到术中操作以及术后恢复各个细节都给予了高度关注，力求达到最小的手术创伤。阅读本书，读者能够感受到其内容的实用性和专业性。书中列举的细节，往往是临床医生在工作中容易忽视的，但正是这些细节，决定了手术的成败和患者的康复程度。相信本书可为广大眼底疾病工作者提供宝贵的参考意见。

作者提出的糖尿病性视网膜病变微创手术的理念是值得重视和推荐的，它不仅丰富了我们对该疾病的认识，更为患者带来了更多的希望和福音。在未来的临床实践中，相信这一理念将得到更广泛的应用和推广。

最后，感谢张良、李涛、曹丹等教授付出的辛勤努力，为糖尿病性视网膜病变的手术治疗做出了积极的探索。在大家的共同努力下，我们一定能够为更多的患者带来光明和希望！

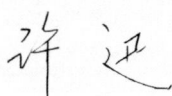

上海交通大学医学院附属第一人民医院眼科
国家眼部疾病临床医学研究中心
2024年10月

序二
PREFACE

在眼底病学领域，因糖尿病眼病对人类健康的巨大影响和在治疗上的复杂性，无数医者的探索从未停步。我作为在这个领域持续深耕的一员，也深感责任重大，使命光荣。我和我的团队曾经对糖尿病不同病变阶段人群的肠道微生物差异做过深入研究，也建立了糖尿病性视网膜病变的发展与转归模式及标准化的治疗方案，包括药物的剂量与用法，激光、手术治疗的适应证，治疗时机，疗程，评价预后的有效观察指标等，为糖尿病性视网膜病变治疗的标准化和规范化方案贡献了我们的力量。张良、李涛、曹丹等教授提出的糖尿病性视网膜病变微创手术将是对该领域手术治疗的有益补充。

这本书是作者职业生涯的一个缩影。多年的临床实践和研究，令他们深刻认识到手术创伤对糖尿病性视网膜病变治疗的影响。对于一些病变较为严重的患者，虽然术者进行了复杂的且几乎是殚精竭虑的操作，患者的恢复仍不尽如人意。因此，这也启发作者提出了糖尿病性视网膜病变微创手术的理念，并在实践中不断探索和完善。

在本书中，作者以严谨的学术态度、丰富的临床经验和敏锐的洞察力，为我们呈现了一个全新的视角。书中详细阐述了微创手术在糖尿病性视网膜病变治疗中的应用细节，从手术前的准备到手术中的操作技巧，再到手术后的随访，每一个环节都给予了高度的关注和细致的讲解。这不仅为读者提供了一个全面、系统的知识体系，更为临床实践提供了有力的支持和指导。

此外，本书的叙述风格简洁流畅，插图清晰到位，使得读者能够更直观地了解糖尿病性视网膜病变手术治疗的过程和细节。更值得一提的是，作者对一些重要的内容配有视频，这些视频丰富了书籍的内容，可供读者更加直观地学习。同时，本书还对一些典型的病例进行了深入的剖析和讨论，让读者能够获得更多的思考和启迪。

本书作者的不懈努力为眼底病学领域注入了新的活力和动力。本书不仅是作者对自己学术成果的总结，更是对医学事业的贡献和传承。相信本书的出版必将为广大眼科医生提供宝贵的参考和借鉴，也必将为无数的患者带来希望和光明。

最后，祝贺张良、李涛、曹丹等教授所著的《糖尿病性视网膜病变微创手术》顺利出版。感谢所有支持和关注眼底病学事业发展的同仁和朋友们，是你们的支持和鼓励，才使得我们能够在这个领域不断前行、不断进步。

愿这本书能够为广大年轻眼底病学医者的临床工作带来指引；愿它能够为医学事业的发展贡献一份力量，为人类的健康事业做出贡献！

中南大学爱尔眼科学院

2024年10月

前 言
FOREWORD

糖尿病性视网膜病变这一严重的微血管并发症，长期以来一直困扰着无数糖尿病患者，也给眼科临床工作者带来了持续挑战。虽然现代医学的进步，特别是设备和药物的不断研发，为手术成功带来了更大的可能性，但同一台手术，不同的操作，怎样开始，怎样收尾，其结局可能天差地别。因此，如何在确保手术成功的同时，最大限度地减少患眼的手术损伤和缩短恢复时间，从而保证患者的利益最大化，始终是眼科医生面临的重要课题。

在临床实践中，我们目睹过太多糖尿病性视网膜病变玻璃体手术后患者恢复不理想的情况，甚至有些患者因此失去了再次手术的机会。究其原因，部分源于患者病情的复杂性，部分则归咎于术者的操作，尤其是手术本身的创伤被忽视，手术过程中的细节未能得到充分的关注。

经过多年的临床积累，我们逐渐意识到，手术创伤对病变结局的影响有时甚至超过了病变本身，微创手术的理念由此应运而生。本书倡导的微创，并非仅仅指用23 G、25 G、27 G玻璃体手术取代20 G玻璃体手术，更重要的是围绕这一理念，以更合适的方式和操作完成玻璃体视网膜手术，将手术损伤控制在最小范围。

为了实现"微创"的目标，术者在术前准备阶段便给予患者高度关注。入院前即应做全方位准备，包括对血糖、血压等全身状况的调整，以及术前眼部抗新生血管药物的应用等。充分的准备对简化手术操作、减少并发症发生十分重要，是确保手术成功、实现"微创"的重要环节。

手术过程是实现"微创"最核心的内容，本书强调了精准简练操作的重要性，并详细阐述了手术中的一些操作策略和方法。从台面和器械的准备，到玻璃体切割仪参数的选择，再到术中各种意外情况的应对，书中都进行了详尽的介绍。为了便于读者更直观地理解，本书在文字描述的基础上，增加了视频演示。

此外，本书还深入阐述了糖尿病性视网膜病变患者的玻璃体和视网膜的病理改变，尤其关注激光和眼内注药后的相关改变。充分认识这些与临床密切相关的要点，是做好玻璃体视网膜手术的前提。

为了帮助读者更好地理解和掌握微创手术的精髓，书中还精选了一些典型病例的手术作为示例。

希望通过本书，读者能够深刻领会微创理念在糖尿病性视网膜病变手术中的重要性，并在实践中灵活运用，为患者带来更好的疗效。

在编写过程中，部分插图的绘制得到了王子诚医师的大力帮助，在此表示感谢。

学无止境，我们对糖尿病性视网膜病变的治疗探索永无终点。本书难免存在不足之处，具体到每位术者，操作技巧也可能有所不同，恳请各位同道批评指正，让我们共同努力，为推动糖尿病性视网膜病变手术治疗的进步贡献力量。

2024年10月

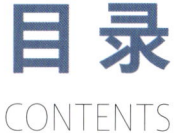

第一章
糖尿病性视网膜病变概述 / 001

第二章
糖尿病患者眼部解剖生理改变 / 007

  第一节 糖尿病患者角膜、晶状体、玻璃体、视网膜、脉络膜的病理生理改变 / 008

  第二节 全视网膜激光光凝术、抗VEGF药物治疗、玻璃体视网膜手术等治疗后的玻璃体视网膜改变 / 021

第三章
糖尿病性视网膜病变的激光治疗 / 027

  第一节 激光治疗的演变与设备发展 / 028

  第二节 精准激光治疗的时机和方法 / 031

第四章
糖尿病性视网膜病变的抗VEGF治疗 / 037

  第一节 抗VEGF治疗的机制及进展 / 038

  第二节 抗VEGF药物及其进展 / 040

  第三节 抗VEGF治疗的时机 / 047

第五章

糖尿病性视网膜病变的手术治疗 / 055

第一节　玻璃体视网膜手术设备的发展与应用　/ 056

第二节　手术适应证及手术方式　/ 060

第三节　手术时机的选择　/ 063

第四节　糖尿病患者眼科手术的围手术期处理　/ 066

第五节　玻璃体切割仪手术参数设定　/ 072

第六节　玻璃体视网膜手术器械及台面准备　/ 076

第七节　吊顶灯的应用　/ 084

第八节　术中出血控制　/ 086

第九节　视网膜增殖膜去除　/ 092

第十节　玻璃体手术在早期干预糖尿病性视网膜病变中的价值　/ 098

第十一节　术中激光的应用　/ 105

第十二节　黄斑部病变（前膜、水肿或渗出）的处理　/ 109

第十三节　玻璃体手术填充物的选择　/ 112

第六章

手术并发症防治 / 123

第一节　角膜　/ 124

第二节　青光眼　/ 127

第三节　晶状体　/ 128

第四节　玻璃体　/ 131

第五节　视网膜　/ 134

第六节　视神经　/ 137

第七节　脉络膜　/ 139

第八节　眼内炎　/ 143

第九节　麻醉并发症　/ 145

第十节　手术全身意外防治　/ 149

目 录

第七章
术后随访及用药 / 157

第一节　术后再出血的处理 / 158

第二节　术后白内障的治疗 / 161

第三节　硅油取出的时机与方法 / 164

第四节　玻璃体切割术后持续黄斑水肿的处理 / 168

第五节　术后视网膜脱离的处理 / 170

第六节　术后新生血管性青光眼的防治 / 175

第八章
典型病例手术示例 / 183

第1例　增殖型糖尿病性视网膜病变合并局部牵拉性视网膜脱离1例 / 184

第2例　后极部大片增殖膜的糖尿病性视网膜病变1例 / 188

第3例　增殖型糖尿病性视网膜病变玻璃体积血1例 / 190

第4例　青年增殖型糖尿病性视网膜病变玻璃体积血1例 / 191

第5例　糖尿病性视网膜病变牵拉裂孔混合性视网膜脱离1例 / 193

第6例　糖尿病性视网膜病变玻璃体切割联合白内障摘除手术1例 / 195

第7例　糖尿病性视网膜病变硅油注入术后眼底再发增殖1例 / 197

第一章
糖尿病性视网膜病变概述

糖尿病性视网膜病变（diabetic retinopathy, DR）是由长期、慢性高血糖所导致的特征性眼底病变，也是糖尿病患者最常见的并发症之一。传统观点认为DR是微血管病变，但该疾病现已被定义为具有高度组织特异性的进展性的神经血管病变。截至2020年，全球糖尿病患者中DR发病人数约1.03亿，发病率已达22.27%；而预计到2045年，这一数字将攀升至1.6亿。DR患者可表现为缓慢或突发的视力下降，典型眼底表现有视网膜出血、微血管瘤、硬性渗出、视网膜内微血管异常（intraretinal microvascular abnormalities, IRMA）、棉绒斑、静脉串珠样改变、视网膜新生血管及纤维增殖膜等。其致病机制复杂，氧化应激、免疫炎症等多重因素交织其中。高血糖所致的缺血缺氧是该疾病进展的重要促进因素。长期高血糖持续对血管内皮细胞、周细胞及神经细胞等带来过度的代谢压力，细胞损害逐渐累积，最终导致不可逆性损伤。

血-视网膜屏障破坏、血管内皮细胞丢失及血管内皮生长因子（vascular endothelial growth factor, VEGF）的产生是导致视网膜水肿渗出、无灌注区形成及新生血管等临床表现的重要病理基础。了解以上生理病理改变对理解目前DR治疗的四大主流方式（包括血糖控制、玻璃体腔抗VEGF或抗炎治疗、视网膜激光光凝及玻璃体切割术）具有重要的意义。血-视网膜屏障由内屏障及外屏障构成，该屏障通过跨细胞和细胞旁运输等调节来维持视网膜的"干燥"状态。其功能受损或结构丧失会导致血管通透性增强，进而导致渗出及水肿等临床表现。血-视网膜内屏障主要由血管内皮细胞间的紧密连接所构成，周细胞、星形胶质细胞及Müller细胞对该屏障的形成也具有重要的作用，内屏障的作用是分隔并选择性滤过视网膜血管系统的物质。而血-视网膜外屏障由视网膜色素上皮细胞间的紧密连接所构成，其作用是分隔并选择性滤过脉络膜血管系统的物质。由此可知，血-视网膜内屏障功能受损会导致视网膜层间水肿，而外屏障功能障碍则导致视网膜下液积聚。在高血糖环境下，多种细胞因子的表达会上调，包括VEGF、血管内皮紧张素-2（angiotensin-2, Ang-2）和肿瘤坏死因子-α（tumor necrosis factor-α, TNF-α）等。这些细胞因子会增强血管通透性，导致液体渗漏和黄斑水肿。因此，拮抗VEGF、Ang-2和TNF-α等细胞因子的作用，是目前治疗黄斑水肿的重要策略。白细胞淤滞、血管内皮细胞和周细胞等血管结构的丢失导致视网膜血管闭塞或无灌注区的形成，其所伴随的VEGF等炎症因子的升高是视网膜新生血管形成的重要推手。视网膜新生血管并不成熟，组织脆弱而容易破裂出血，进而导致视网膜前或玻璃体出血。

准确的DR分期有助于确定最佳的治疗方式。对DR进行分期的关键体征有微血管瘤、IRMA、静脉串珠样改变及视网膜新生血管。微血管瘤往往是DR的首发体征，而IRMA及静脉串珠样改变是识别重度非增殖型DR（non-proliferative diabetic retinopathy，NPDR）的标志。按是否出现视网膜新生血管，DR可分为NPDR及增殖型DR（proliferative diabetic retinopathy，PDR）。目前国际上常用的DR分类标准有国际糖尿病性视网膜病变临床分期及早期DR治疗研究（early treatment diabetic retinopathy study，ETDRS）分期。其中ETDRS分期是依据标准7方位眼底彩色照相所定。2022年《我国糖尿病性视网膜病变临床诊疗指南》也沿用了我国在2014年建立的糖尿病性视网膜病变分期，依据散瞳下检眼镜发现不同类型的DR改变，制定分期标准如表1-1所示。

表1-1　我国2014年DR分期与国际DR分期

国际分期	我国分期	散瞳眼底所见
轻度NPDR	Ⅰ期：轻度非增殖型	仅有毛细血管瘤样膨出改变
中度NPDR	Ⅱ期：中度非增殖型	介于轻度到重度之间的视网膜病变，可合并视网膜出血、硬渗和/或棉绒斑
重度NPDR	Ⅲ期：重度非增殖型	出现以下任一改变，但无PDR体征： （1）每象限视网膜内出血点≥20个 （2）至少2个象限已有明确的静脉串珠样改变 （3）至少1个象限视网膜内微血管异常
PDR	Ⅳ期：增生早期	出现视网膜新生血管或视神经乳头新生血管
	Ⅴ期：纤维增殖型	出现纤维膜，可伴视网膜前出血或玻璃体积血
	Ⅵ期：增生晚期	牵拉性视网膜脱离，合并纤维膜，可合并或不合并玻璃体积血

1985年，ETDRS组将有临床意义的糖尿病性黄斑水肿（clinically significant macular edema，CSME）定义为：①距黄斑中心500 μm以内出现视网膜增厚；②距黄斑中心500 μm以内出现硬性渗出，且邻近区域内有视网膜增厚（不包括有视网膜增厚治疗史残余的硬性渗出）；③一处或多处视网膜增厚的面积为≥1个视神经乳头面积，且病变任何部分距黄斑中心为1个视神经乳头直径之内。2017年，国际分类更新糖尿病性黄斑水肿（diabetic macular edema，DME）的分类方法，根据是否累及黄斑中心将DME分为2类。①黄斑视网膜增厚未累及中心凹（noncenter-involving DME，NCI-DME）：黄斑视网膜增厚未累及中心凹直径1 mm范围内。②黄斑视网膜增厚累及中心凹（center-involving DME，CI-DME）：黄斑视网膜增厚累及中心凹直径1 mm范围内。这种分类简单，易于普及，更有利于指导抗VEGF药物治疗。

糖尿病病程较长、血糖和血压控制较差均与DR密切相关，而有效控制血糖、血压是预防DR发生的基石。血糖控制不佳的患者DR分期可能更高，是进展为PDR的独立危险因素。另有研究表明，首诊时的DR分期越高，则进展为PDR的风险越高。此外，肾功能不全及三酰甘油水平高能促使NPDR进展为PDR。当糖尿病患者并发DME及进展至PDR时，视功能损害往往难以避免。因此，DR防治的策略应注重血糖控制，防患于未然。在DR发生后，应把解决视网膜耗氧、恢复血-视网膜屏障作为基本战略。战术上采取抗炎药物、抗VEGF药物、视网膜激光光凝及玻璃体切割等手段处理玻璃体或视网膜病变。在实施过程中应具备全局观，在使用专科手段防治眼病的同时应积极控制血糖、血压、血脂、肾功能等全身情况。

DME及视网膜新生血管治疗药物层出不穷，抗炎、抗VEGF、抗血管内皮紧张素-2等药物在治疗DR的新时代大放异彩，似乎有取代传统视网膜激光光凝的趋势。抗炎及抗VEGF药物虽可改善血-视网膜屏障功能或促进新生血管消退，但无法解决视网膜供养及耗氧问题。同时，药物应答不佳及耐药问题也越来越受到关注。视网膜激光光凝具有其独特优势，以上药物仍不能取而代之。研究表明，经视网膜激光光凝后，可促进氧气从激光斑中的瘢痕组织弥散至内层视网膜，同时视网膜色素上皮、光感受器等外层视网膜的萎缩也大大降低了视网膜的耗氧量，进而改善高血糖所致的缺氧问题，减少VEGF等因子的产生。玻璃体切割等玻璃体视网膜手术是应对晚期DR的主要治疗方法。该技术的发展亦日新月异，微创、广角、数字辅助可视化及术中光学相干断层扫描等技术的应用正书写着DR手术新篇章。玻璃体视网膜手术可以充当一个治疗严重DR的综合平台，临床医师可灵活搭配玻璃体腔抗炎、抗VEGF、视网膜激光光凝、硅油填充等手段，为挽救患者视力做最大努力。尽管玻璃体视网膜手术是治疗晚期DR的重要方法，但手术本身又会带来损伤，如何能在最小损伤的情况下完成手术，需要从术前准备、手术方式、操作细节等全方位去认真考量。随着DR致病机制研究的深入及医疗技术的日益发展，DR的药物治疗、手术方式也将会取得不断的突破。

（曾运考　张良）

参考文献

［1］POP-BUSUI R, BOULTON A J, FELDMAN E L, et al. Diabetic neuropathy: a position statement by the American diabetes association[J]. Diabetes Care, 2017, 40(1): 136-154.

［2］TEO Z L, THAM Y C, YU M, et al. Global prevalence of diabetic retinopathy and projection of burden through 2045: systematic review and meta-analysis[J]. Ophthalmology, 2021, 128(11):

1580-1591.

[3] WANG W, LO A C Y. Diabetic retinopathy: pathophysiology and treatments[J]. Int J Mol Sci, 2018, 19(6): 1816.

[4] ANTONETTI D A, SILVA P S, STITT A W. Current understanding of the molecular and cellular pathology of diabetic retinopathy[J]. Nat Rev Endocrinol, 2021, 17(4): 195-206.

[5] O'LEARY F, CAMPBELL M. The blood-retina barrier in health and disease[J]. FEBS J, 2023, 290(4): 878-891.

[6] RUDRARAJU M, NARAYANAN S P, SOMANATH P R. Regulation of blood-retinal barrier cell-junctions in diabetic retinopathy[J]. Pharmacol Res, 2020, 161: 105115.

[7] ZHANG J, ZHANG J, ZHANG C, et al. Diabetic macular edema: current understanding, molecular mechanisms and therapeutic implications[J]. Cells, 2022, 11(21): 3362.

[8] YAU J W, ROGERS S L, KAWASAKI R, et al. Global prevalence and major risk factors of diabetic retinopathy[J]. Diabetes Care, 2012, 35(3): 556-564.

[9] WONG T Y, CHEUNG C M, LARSEN M, et al. Diabetic retinopathy[J]. Nat Rev Dis Primers, 2016, 2: 16012.

[10] PERAIS J, AGARWAL R, EVANS J R, et al. Prognostic factors for the development and progression of proliferative diabetic retinopathy in people with diabetic retinopathy[J]. Cochrane Database Syst Rev, 2023, 2(2): CD013775.

[11] CHAUHAN M Z, RATHER P A, SAMARAH S M, et al. Current and novel therapeutic approaches for treatment of diabetic macular edema[J]. Cells, 2022, 11(12): 1950.

[12] YU D Y, CRINGLE S J. Oxygen distribution and consumption within the retina in vascularised and avascular retinas and in animal models of retinal disease[J]. Prog Retin Eye Res, 2001, 20(2): 175-208.

[13] CHEN S N, CHEN S J, WU T T, et al. Refining vitrectomy for proliferative diabetic retinopathy[J]. Graefes Arch Clin Exp Ophthalmol, 2023, 261(11): 3659-3670.

第二章
糖尿病患者眼部解剖生理改变

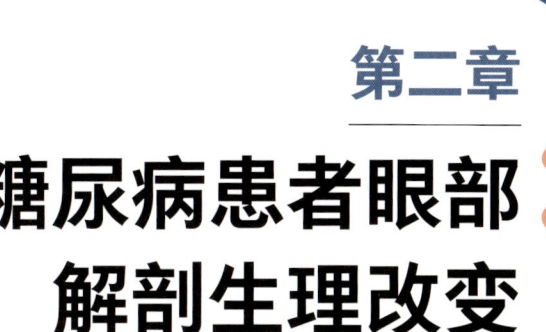

第一节

糖尿病患者角膜、晶状体、玻璃体、视网膜、脉络膜的病理生理改变

糖尿病是我国乃至世界上最常见的慢性代谢性疾病之一，以长期高血糖状态为主要特征。慢性高血糖环境引起全身多个组织器官出现代谢异常，进而出现病理生理性改变，其中，眼部是重要的受累器官。充分认识高血糖环境中眼部各组织的解剖及病理变化，有助于理解糖尿病眼病手术的特殊性，以达到术中知己知彼、有的放矢。本节将对糖尿病患者的角膜、晶状体、玻璃体、玻璃体视网膜界面、视网膜及脉络膜的病理和解剖改变进行详细阐述。

一、糖尿病性角膜病变

慢性高血糖对角膜的代谢及形态产生重要影响，糖尿病性角膜病变（diabetic keratopathy，DK）是糖尿病患者常见的眼部并发症。流行病学研究表明，46%～64%的糖尿病患者同时患有DK，其主要表现包括角膜上皮再生障碍、角膜敏感性降低、神经营养性角膜溃疡及角膜水肿等，进而导致角膜透明度下降及视力减退，因此DK的严重性不可忽视，尤其是在糖尿病性玻璃体视网膜手术的围手术期。DK相关病理及角膜各层形态的改变如下所述。

（一）角膜上皮损伤后再生延迟及基质层改变

角膜上皮细胞的修复及再生在维持角膜透明性及眼表完整性中发挥重要作用。在糖尿病患者眼中，角膜上皮细胞的异常主要表现为上皮糜烂、损伤后再生延迟，甚至难以再生。上皮细胞层糖原颗粒沉积、角膜上皮基底细胞变性、神经纤维密度减少、生长调节因子分泌障碍等是导致干细胞分化、增殖及迁移异常的重要原因。角膜上皮屏障破坏会增加病原微生物入侵的风险，进一步加重上皮糜烂及水肿。除此之外，糖

基化诱导的胶原变性及异常交联使角膜基质的超微结构发生改变，从而导致角膜硬化、增厚、透明度下降，而角膜厚度及硬度的增加，可影响眼压测量的准确性。

（二）角膜神经损伤

角膜神经起源于三叉神经眼支，经鼻睫神经和睫状长神经，而后延伸出神经分支脱髓鞘进入角膜，由深至浅形成神经丛分布于角膜层间。健康的角膜神经具有强大的感觉功能，参与瞬目反射、泪液刺激反射，同时还分泌神经营养因子，参与调节角膜上皮细胞生长，促进上皮损伤后修复。丰富的神经末梢在维持角膜功能及结构的完整性中发挥重要作用。在糖尿病患者中，高血糖环境中产生的大量糖基化终末产物（advanced glycation end products, AGEs）诱发血管内皮细胞损伤及角膜神经纤维变性，进而发生角膜神经结构及功能的异常。利用活体角膜共聚焦显微镜观察糖尿病患者的角膜结构，发现其角膜神经纤维束密度降低、分支减少、分支间距增大、迂曲度明显增加。在功能方面，角膜神经的缺失导致角膜知觉减退，患者常无法及时察觉角膜损伤，错过早期治疗时机。此外，神经营养因子分泌减少与角膜易损性增加有关。

（三）角膜内皮形态改变及液泵功能下降

角膜内皮细胞位于角膜最内层，与房水直接接触。内皮细胞呈六边形排列、连接紧密。内皮细胞通过耗能的主动运输完成水及离子在角膜后表面的运输，在维持角膜相对脱水状态及透明性中发挥重要作用。近年来的研究表明，与正常对照组相比，糖尿病患者的中央角膜厚度、内皮细胞面积变异系数明显增加，而内皮细胞密度及六边形率显著降低，患者的糖化血红蛋白水平与上述改变显著相关。此外，糖尿病患者的中央角膜厚度较正常对照组增加，可能与长期高血糖环境导致的内皮细胞间紧密连接及液泵功能损伤有关。Ashok等人的研究表明，随着糖尿病性视网膜病变（DR）严重程度加重，患者也常伴随更严重的角膜内皮形态异常及功能减退。因此，对DR患者进行内眼手术前，尤其是前后联合手术，应对角膜内皮进行全面评估，并在术中及术后积极预防角膜内皮损伤、控制角膜水肿。

（四）糖尿病患者的玻璃体视网膜手术与角膜并发症

玻璃体视网膜术后角膜并发症，包括角膜水肿、角膜感觉减退、反复角膜溃烂、继发角膜感染等，与糖尿病病史、术源性角膜创伤及睫状长神经缺血损伤、长时间手术呈显著相关。糖尿病可影响角膜及眼表微环境，显著增加眼科手术后发生持续性角膜上皮缺损和愈合不良的风险。研究表明，糖尿病眼在玻璃体视网膜手术后角膜并发症的发生率（10%～19%）显著高于非糖尿病眼（5%～10%）。糖尿病患者的角膜较正常角膜更"脆弱"，术前应积极控制血糖，在长时间的玻璃体视网膜手术中有意识地保护角膜。关于角膜并发症的防治将在第六章第一节进行详细阐述。

二、糖尿病患者的晶状体改变

糖尿病是白内障发展的独立危险因素，异常高血糖环境可促进白内障发生更早、进展更快。我国2型糖尿病患者中白内障的发病率高达62%，糖尿病性白内障（diabetic cataract, DC）可单独发生，亦可与老年性白内障合并发生。其发病机制复杂，慢性高血糖导致的氧化应激损伤、多元醇途径代谢异常、蛋白非酶促糖基化反应等多种机制共同促进DC的发生与发展。本节将简述晶状体在高糖环境中发生的病理生理改变及其发生机制。

（一）晶状体透明度下降

1. 氧化应激损伤及晶状体蛋白糖基化

晶状体上皮细胞的耗氧量较高，使晶状体周围处于低氧环境，这是保持晶状体透明的关键因素。研究表明，房水中葡萄糖的浓度与血糖浓度呈正相关，其含量大约是血液中的70%。糖尿病患者房水中葡萄糖浓度异常升高会影响晶状体上皮细胞的代谢。Kubota等人的研究表明，糖尿病患者的晶状体细胞耗氧量明显下降，导致晶状体周围环境氧含量增加，促使晶状体蛋白氧化变性，导致晶状体混浊。此外，房水中异常升高的血糖使晶状体蛋白发生糖化，生成超氧自由基及终末糖基化产物，对晶状体蛋白纤维造成氧化应激损伤，促进白内障的发生与发展。

2. 多元醇途径代谢异常及渗透压学说

房水中大量的葡萄糖经多元醇途径被还原为山梨醇，其产生速度快于代谢速度，且难以通过简单扩散的方式排出细胞。山梨醇的累积导致细胞内渗透压升高，诱发渗透应激反应，促使晶状体上皮细胞凋亡、晶状体纤维肿胀断裂，导致晶状体混浊。血糖波动引起一过性屈光状态改变与渗透压学说息息相关，即血糖水平升高时，晶状体渗透压增加，吸收更多水分，导致晶状体肿胀和屈光指数改变，而血糖降低时，肿胀的晶状体逐渐恢复正常形状和屈光度。渗透应激是1型糖尿病患者白内障快速形成及进展的重要病理机制。

（二）晶状体囊膜脆性增加

晶状体囊膜是将晶状体与眼内其他组织隔离的透明基底膜，主要由层粘连蛋白和Ⅳ型胶原蛋白组成，其在维持晶状体功能及形态的完整性方面具有重要作用。在糖尿病患者中，高糖环境促进赖氨酸氨基之间的分子内和分子间交联，该过程也被称为非酶促糖基化（non-enzymatic glycation）。非酶促糖基化会损害Ⅳ型胶原蛋白单体的组装启动，降低囊膜结构蛋白的二维和三维结构稳定性，导致晶状体囊膜硬度及脆性增加，且上述改变的程度与高糖环境暴露时间及葡萄糖浓度呈正相关。DR患者往往有较长的糖尿病病史、较差的血糖控制，因此DR患者的囊膜结构变化也较有糖尿病但无DR的患者更加明显。Dawson等人在基于大量人群的观察性研究中发现，与单纯糖尿病患者相比，DR患者更易在白内障手术中发生后囊破裂。此外，用于DR治疗的抗VEGF药物可抑制晶状体上皮细胞的增殖并降低其活性，降低了晶状体囊膜的机械强度。因此，抗VEGF药物治疗史是DR患者白内障术中出现后囊破裂的独立危险因素。

综上，在对DR患者进行白内障手术或前后段联合手术前应详细询问病史，术中应特别注意操作技巧，尽可能避免因晶状体囊膜脆性增加而导致的手术并发症。关于晶状体并发症的防治将在第六章第三节进行详细阐述。

三、糖尿病患者的玻璃体及玻璃体视网膜界面改变

（一）玻璃体解剖再认识

玻璃体是填充于眼球内的透明凝胶状物质，约4.5 mL，毗邻晶状体、睫状体及视网膜，占眼内容积的80%。在解剖结构上，玻璃体分为玻璃体基底部、玻璃体皮质及中央部玻璃体区域。玻璃体基底部是锯齿缘前2 mm和后4 mm的区域，该区域胶原纤维粗大，呈直角嵌入睫状体及周围视网膜，起到固定玻璃体的作用；玻璃体皮质是一层单核透明细胞，前部附着于晶状体，后部附着于视网膜内界膜；中央部玻璃体无细胞，主要成分为水（98%以上）、胶原纤维及透明质酸。正常情况下，玻璃体具有良好的透光性，是重要的屈光间质，对视网膜及眼球壁具有支撑作用。此外，玻璃体还参与维持眼内代谢，与多种疾病的发展密切相关。玻璃体的改变及其与视网膜的相互作用在DR进展中具有重要意义。在DR患者的玻璃体视网膜手术中，制作玻璃体后脱离（posterior vitreous detachment, PVD）可解除玻璃体皮质对视网膜的牵拉，避免新生血

管沿着玻璃体后皮质长入玻璃体，此是手术的关键步骤之一。充分认识玻璃体的解剖细节及PVD是术者重要的术前准备。

1. 玻璃体视网膜界面与PVD

玻璃体视网膜界面主要由玻璃体后皮质、细胞外基质及视网膜内界膜构成。玻璃体皮质与视网膜附着最紧密的部位是玻璃体基底部、视神经乳头周围、黄斑中心凹和视网膜主干血管。随着年龄增长，玻璃体凝胶液化、玻璃体与视网膜的附着力减弱，玻璃体后皮质与视网膜内界膜逐渐分离，该过程也被称为PVD，是正常健康人中常见的现象。近年来，广角扫频源光学相干断层扫描技术（swept-source optical coherence tomography，SS-OCT）成为观察透明玻璃体视网膜界面及PVD的有利影像学手段。根据PVD发生的部位及程度，PVD被大致分为5级（图2-1-1）。0级：无PVD，玻璃体视网膜界面前可有高反射点。1级：玻璃体劈裂，周边玻璃体及视网膜前有层状及点状高反射带，或周边玻璃体后脱离。2级：黄斑中心凹周围玻璃体后脱离延伸至周边部，视神经乳头及中心凹仍粘连。3级：视神经乳头处玻璃体与视网膜粘连，其余部位玻璃体后脱离。4级：玻璃体完全后脱离。由于玻璃体后皮质与黄斑区视网膜粘连紧密，黄斑中心凹周围玻璃体后脱离（即PVD 2级）可对黄斑区造成切向牵引，在糖尿病性黄斑水肿（DME）中发挥重要作用。

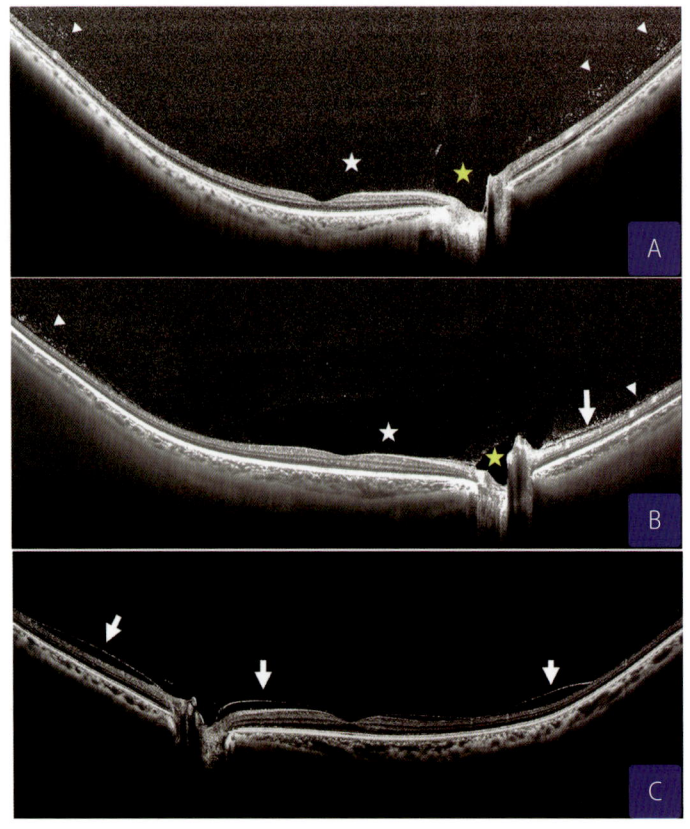

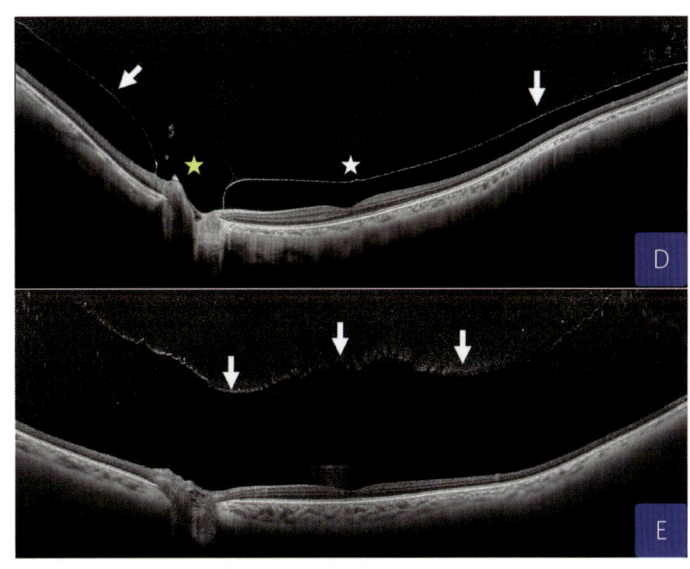

图2-1-1 基于SS-OCT的PVD程度分级

A. PVD 0级。B. PVD 1级。C. PVD 2级。D. PVD 3级。E. PVD 4级。玻璃体前点状及层状高反射（白色三角所示）；PVD（白色箭头所示）；后皮质玻璃体前囊袋（白色星号所示）；Martegiani间隙（黄色星号所示）。

2. 后皮质前玻璃体囊袋与Martegiani间隙

后皮质玻璃体前囊袋（posterior precortical vitreous pocket, PPVP）是黄斑区玻璃体后皮质前的玻璃体液化腔隙，也被称为黄斑前囊（premacular bursa）。成年人的PPVP大致呈船形，其前缘为玻璃体凝胶，后缘为菲薄的黄斑前玻璃体后皮质，与视神经乳头前方的生理性液化腔Martegiani间隙相交通（图2-1-2）。既往的人体眼球解剖观察发现，黄斑前玻璃体凝胶在2岁后出现液化裂隙，这被认为是PPVP的初始形态，2～10岁期间裂隙增多、融合，逐渐形成PPVP的完整形态，5岁后PPVP与Martegiani间隙经连接通道相互沟通。该结构的形成很好地避免了眼球运动时玻璃体凝胶对黄斑前玻璃体皮质的直接牵拉，对剪切力具有缓冲作用。因此，研究者们认为PPVP是一个独立的遗传解剖结构，其形成与年龄相关的玻璃体液化无关，与PVD有本质上的区别。在SS-OCT图像，PVD表现为玻璃体皮质与视网膜完全分离（图2-1-1E），而PPVP后壁的玻璃体皮质与黄斑区视网膜粘连紧密、不易分离。在DR的玻璃体视网膜手术中，如不仔细鉴别两者，则易导致黄斑前玻璃体皮质残留，成为新生血管及增殖膜的生长支架。玻璃体视网膜术中，醋酸曲安奈德（triamcinolone acetate, TA）的使用有助于显示黄斑前玻璃体皮质（图2-1-3）。

3. 玻璃体的漏斗样层状结构

Eisner在既往研究中发现，新生儿的玻璃体由相对均匀的放射状纤维组成（图2-1-4A）。到了青少年时期，玻璃体前部出现了纤维薄束（文献中也称之为"Tractus"），形成层状结构将玻璃体分为周边玻璃体皮质及半流体中央玻璃体（图2-1-4B）。成人玻璃体内部的纤维束从视神经乳头延伸至前玻璃体，贯穿整个玻璃体腔，呈"漏斗"状

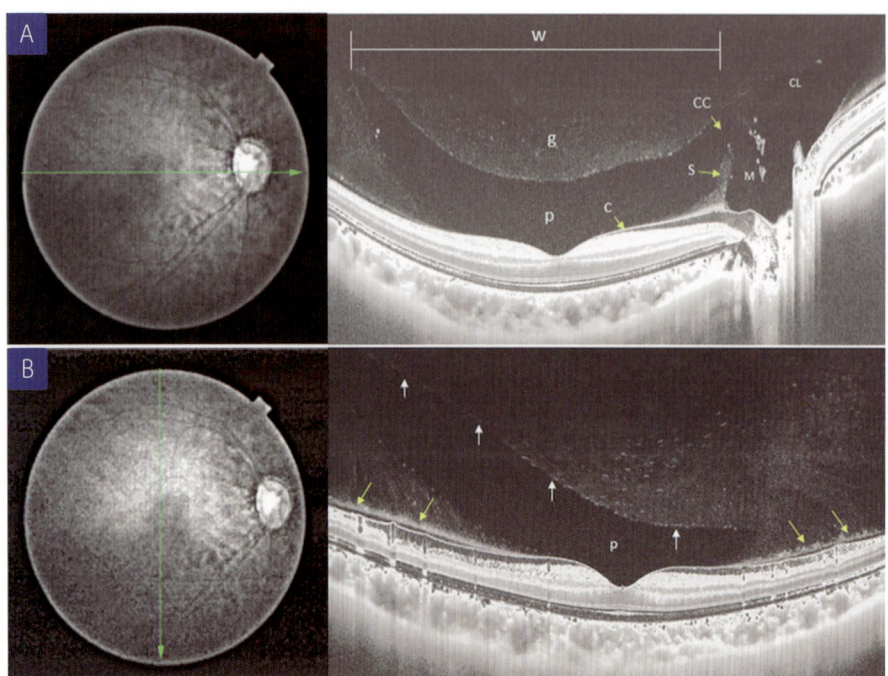

图2-1-2 PPVP在SS-OCT图像上的表现

A. 水平扫描SS-OCT：PPVP呈船形（p），间隔于玻璃体凝胶（g）与黄斑区前玻璃体皮质（c）之间，PPVP（p）经连接通道（CC）与Martegiani间隙（M）及Cloquet管（CL）相通，PPVP（p）经连接通道（CC）与Martegiani间隙（M）之间有柱状间隔（S）。B. 垂直扫描SS-OCT：PPVP向上延伸。PPVP前界（白色箭头所示）；玻璃体纤维插入玻璃体皮质形成PPVP的后界（黄色箭头所示）。图片来源：Kishi S. Vitreous anatomy and the vitreomacular correlation. Jpn J Ophthalmol, 2016, 60(4): 239-273.

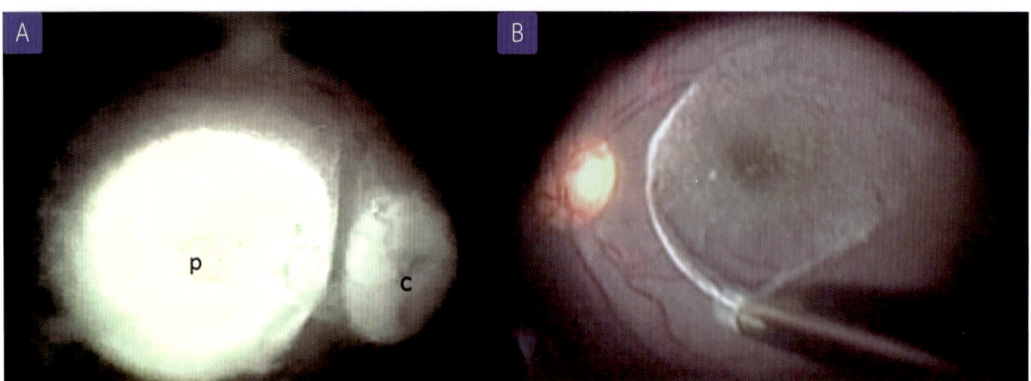

图2-1-3 在醋酸曲安奈德辅助的玻璃体切割术中观察到的PPVP及与Cloquet管相连的Martegiani间隙

A. TA聚集在PPVP（p）与Cloquet管的Martegiani间隙（c）中。B. TA颗粒黏附在PPVP的后壁，即黄斑前玻璃体后皮质。图片来源：Kishi S. Vitreous anatomy and the vitreomacular correlation. Jpn J Ophthalmol, 2016, 60(4): 239-273.

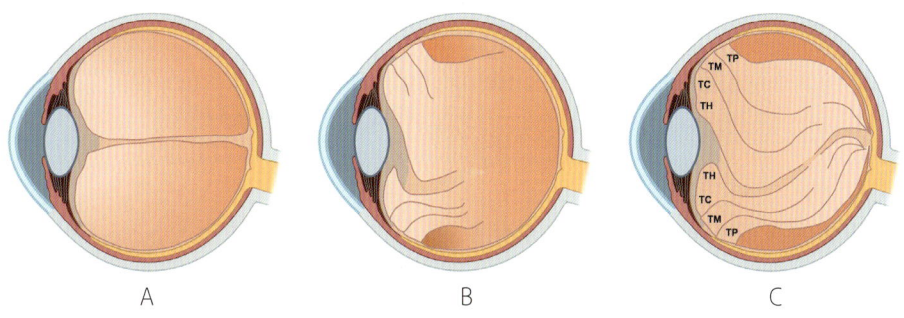

图2-1-4 玻璃体漏斗样层状结构发育过程示意图
A. 新生儿。B. 青少年。C. 成年人。

（图2-1-4C）。Eisner将这些规律分布的薄束作以下命名。①透明束（tractus hyaloideus, TH）：由视神经乳头延伸至晶状体后韧带。②冠状束（tractus coronarius, TC）：由视神经乳头延伸至睫状冠后部。③中间束（tractus medianus, TM）：由视神经乳头延伸至睫状体平坦部中部。④视网膜前束（tractus preretinalis, TP）：由视神经乳头延伸至锯齿缘。玻璃体的复杂层状结构使得玻璃体切割术（pars plana vitrectomy，PPV）并不像切除均质凝胶那么简单，玻璃体薄束的活动性及其与各结构之间千丝万缕的联系为PPV手术带来不容小觑的挑战，尤其是在PDR患者的PPV手术中。DR患者的PPV手术细节将在第五章进行详细阐述。

（二）DR患者玻璃体及玻璃体视网膜界面的改变

玻璃体切割是治疗PDR的主要手术方式，其主要目的是清除玻璃体积血、解除视网膜前增殖膜对视网膜的粘连及牵拉。与无糖尿病的患者相比，DR患者的玻璃体及玻璃体视网膜界面已发生了复杂的改变，在进行PPV手术前，认识及理解DR患者玻璃体及玻璃体视网膜界面的病理生理变化是至关重要的一步。

1. DR患者玻璃体成分及结构的变化

在DR进展过程中，视网膜出现了代谢及功能的异常，与其密切接触的玻璃体也相应地发生成分及结构的改变，这些改变反过来亦可促进玻璃体视网膜界面病理事件的发生与发展，形成恶性循环。在成分方面，DR患眼的玻璃体内含有大量细胞因子、血管生成因子及氧化应激产物，是炎症因子的"储蓄池"。因此，在PDR患者的玻璃体视网膜手术中，应尽可能清除玻璃体，减少"储蓄池"中炎症介质对视网膜的二次伤害。在结构方面，DR患者血-视网膜屏障的破坏导致玻璃体中葡萄糖水平升高，促进糖基化胶原蛋白的形成，导致胶原纤维更易与其他玻璃体结构蛋白发生交联，这也是

DR患者的玻璃体较正常人更"黏稠"的原因。此外，在正常情况下，透明质酸钠与胶原纤维结合，形成稳定的三维结构，而在DR患者中，玻璃体中AGEs的蓄积加速透明质酸钠的变性及三维结构的解聚，出现糖尿病相关的玻璃体劈裂。以上改变为DR患者的玻璃体视网膜手术带来不少麻烦。

2．DR患者玻璃体视网膜界面的变化

高糖环境还会影响玻璃体视网膜界面的重要组成结构。组织学研究表明，由于巨噬细胞的入侵及炎症代谢因子的堆积，DR患者的视网膜内界膜明显增厚。与此同时，糖基化反应及炎症反应导致玻璃体后皮质的胶原蛋白与视网膜内界膜交联增加、细胞外基质中黏附相关蛋白（纤连蛋白、层粘连蛋白等）及相应的受体水平升高。因此，DR患者玻璃体与视网膜粘连更加紧密，不易发生PVD。笔者团队既往使用超广角SS-OCT观察不同严重程度DR患者的玻璃体视网膜粘连情况，研究共纳入143名2型糖尿病患者的258只眼，其中包括无DR（non-diabetic retinopathy, NDR）眼64只，轻度或中度NPDR眼60只，重度NPDR眼65只及PDR眼69只。结果表明严重程度高的DR患眼易出现广泛的玻璃体视网膜粘连（$P<0.05$，图2-1-5A），在PDR患眼中，73.9%的患眼有广泛玻璃体粘连（PVD-1），仅有2.9%发生了完全性PVD（PVD-4）。在病程超过10年的糖尿病患者中（图2-1-5B），57.1%的NDR患眼出现了PVD-4，而在威胁视力的DR（vision-threatening diabetic retinopathy, VTDR）患眼中，仅有5.0%出现了PVD-4。该结果表明，VTDR更易出现在玻璃体视网膜广泛粘连的患眼，完全的PVD对糖尿病患者的视网膜具有一定保护作用。

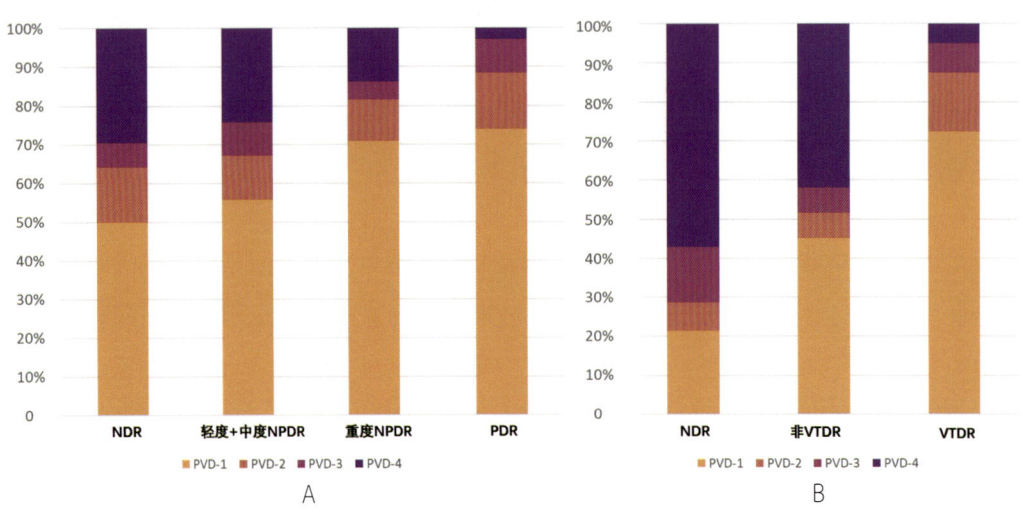

图2-1-5　不同程度糖尿病视网膜病变的玻璃体视网膜粘连情况

A. 143名2型糖尿病患者的258只眼的分析结果。B. 糖尿病病程10年以上患者的139只眼的分析结果。

3. 玻璃体视网膜界面与新生血管的形成

新生血管（neovascular, NV）是指突破视网膜界面长入玻璃体的异常血管，是DR进展至PDR的重要标志。随着广角扫频源光学相干断层血管造影（swept-source optical coherence tomography angiography，SS-OCTA）的发展，玻璃体视网膜界面与NV的关系被进一步阐述。如前所述，DR患者的玻璃体后皮质与视网膜粘连更为紧密，这些紧密的连接处为新生血管提供生长支架，成为新生血管突破视网膜内界膜、长入玻璃体的重要桥梁。笔者团队既往的临床观察发现，在69只PDR眼中，83.5%的NV出现在玻璃体视网膜广泛粘连（PVD-1）的患眼。根据与玻璃体的关系，DR新生血管被分为平坦型（flat）、前向型（forward）和桌面型（tabletop）（图2-1-6）。平坦型NV：NV突破视网膜内界膜，紧密附着于玻璃体后皮质（图2-1-6A）；前向

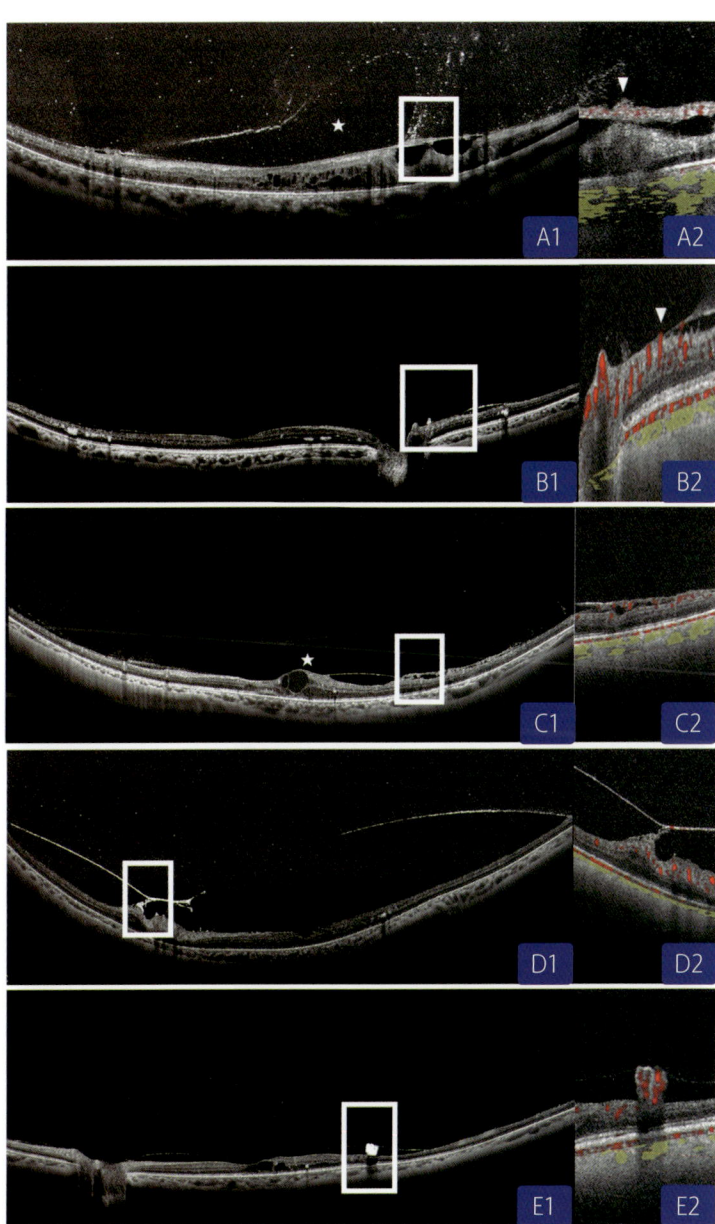

图2-1-6. 基于SS-OCTA的新生血管分类

A2~E2为A1~E1白色方框的局部放大图。A. 平坦型NV：沿着玻璃体后皮质生长，伴有玻璃体侵入（白色三角所示）。B. 前向型NV：垂直生长，侵入玻璃体（白色三角所示）。C、D、E. 桌面型NV：在玻璃体牵引下向前生长，与视网膜有锚定点。星号所示为PPVP。

型NV：NV突破玻璃体后皮质，长入玻璃体内（图2-1-6 B）；桌面型NV：NV在玻璃体的牵引下向前生长，底部通过血管"支架（pegs）"锚定在视网膜表面（图2-1-6C、D、E）。不同的NV形态，发生玻璃体积血的风险也不同。既往队列研究表明，前向型NV及大面积NV（总面积大于4个视神经乳头直径）与玻璃体积血的发生密切相关，而平坦型NV相对稳定，这种类型的NV较不容易导致玻璃体积血。此外，还有研究表明玻璃体及增殖纤维的局部牵拉也是导致脆弱的新生血管出血的重要原因。因此，在DR的疾病随访及PDR患者的PPV手术前，应关注玻璃体视网膜界面与新生血管的生长类型。

4. PPVP与PDR的环形增殖

随着PDR病情的进展，NV生长范围扩大，其纤维成分也逐渐增多，形成与视网膜紧密粘连的增殖膜。在临床工作中，我们常常观察到围绕黄斑区呈环形或"C"形生长的纤维增殖膜。这是由于DR患眼的玻璃体内蛋白交联增加、凝胶收缩，周边部及中周部的玻璃体后皮质也随之收缩，并与视网膜分离。但在黄斑区，PPVP内的液化腔将黄斑区的玻璃体后皮质与玻璃体凝胶分隔开，使其不易受到玻璃体凝胶收缩的影响，从而与黄斑区视网膜粘连紧密，形成锥形（cone shape）非完全性玻璃体后脱离，已脱离的玻璃体后皮质在切线方向上牵拉后极部未脱离的玻璃体后皮质，二者的连接处即是PPVP的外缘，此外缘为增殖膜提供生长空间及攀爬支架（图2-1-7）。PPVP在PDR的增生模式中起到了关键作用，这也表明在PPV手术中彻底去除黄斑区粘连的玻璃体后皮质尤为关键。

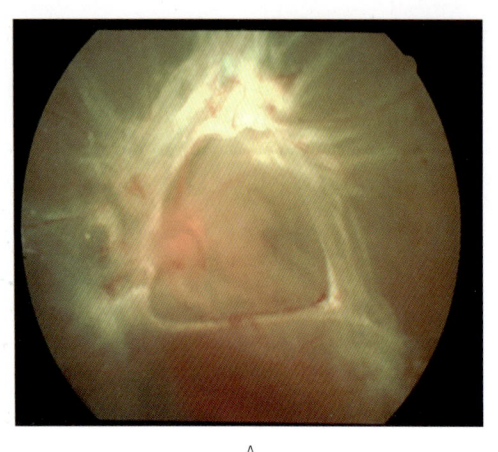
A

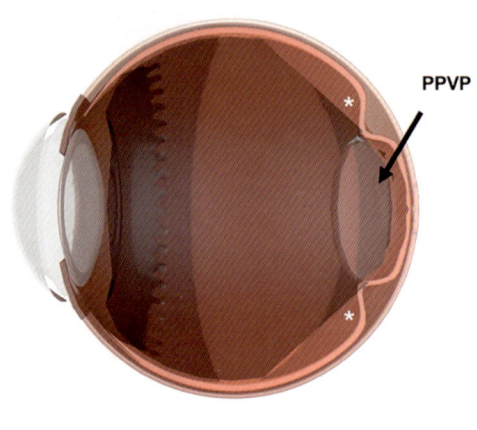
B

图2-1-7　PDR的环形纤维增殖及其可能的形成机制

A. PDR的环形纤维增殖。B. PDR环形增殖的形成机制。黑色箭头示PPVP，白色星号示PPVP外缘。图片A来源：Kishi S. Vitreous anatomy and the vitreomacular correlation. Jpn J Ophthalmol, 2016, 60(4): 239-273.

5．玻璃体视网膜界面与黄斑水肿

既往研究认为，DME主要是由视网膜慢性炎症及血-视网膜屏障破坏引发。基于OCT影像的观察进一步发现，玻璃体视网膜界面的改变，比如内界膜增厚、视网膜前增殖膜、黄斑区玻璃体视网膜牵拉等在DME的发展中也发挥重要作用。笔者团队对194名DR患者进行UWF SS-OCT检查（其中96位患者同时患有DME）发现，无DME患者的完全PVD比例（40.6%）显著高于DME患者（8.3%），发生完全PVD的DR患者出现DME的比例明显低于不完全PVD的患者。2017年EURETINA及2022年我国的DR诊疗指南指出，PPV可作为因黄斑区玻璃体视网膜异常相关DME及难治性DME的治疗方式。

四、糖尿病患者的视网膜改变

DR是由多种病理生理机制引发的复杂疾病，主要影响视网膜微血管系统，同时伴随神经退行性变和炎症反应（图2-1-8）。高血糖状态下，活性氧的过度生成引发氧化应激，损害视网膜细胞，并导致炎症因子（如TNF-α和IL-6）的释放，促使视网膜微血管的闭塞、渗漏和毛细血管瘤的形成。随着病变的进展，视网膜缺氧加剧，促进VEGF的过度表达，这一过程推动新生血管的形成。与此同时，DR还伴随着视网膜神经的退行性变，神经细胞由于氧化应激和炎症反应逐渐发生凋亡，进而影响视力

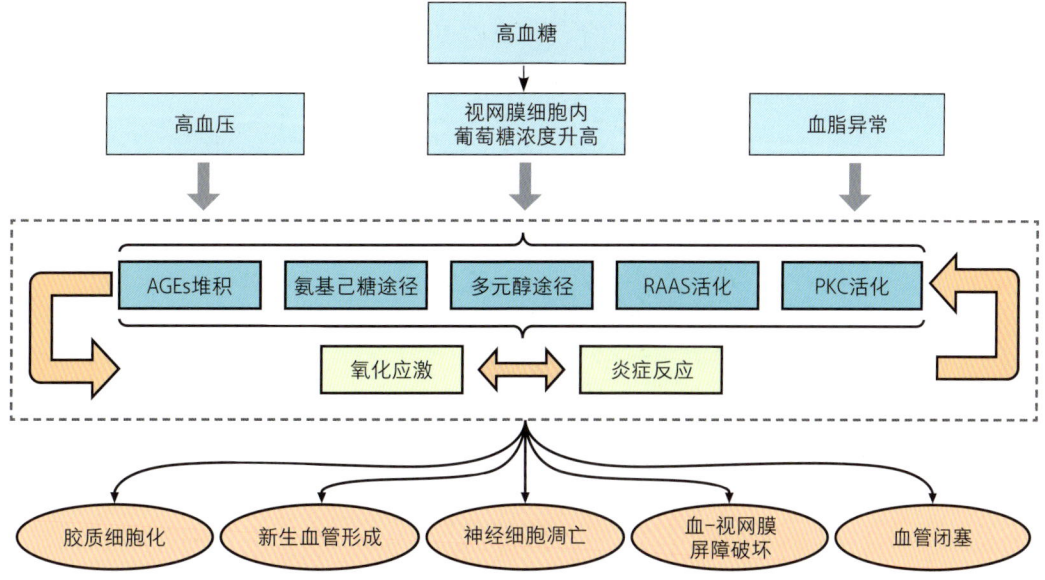

图2-1-8　DR患者视网膜发生的病理改变及其机制

的敏感度和功能。这种神经损伤往往出现在视网膜血管病变之前，视网膜神经血管单元是DR前期重要的病理特征。此外，DR患者的视网膜中的Müller细胞功能发生紊乱，刺激炎症反应和促炎细胞因子的过度释放，进一步加剧了血管渗漏和视网膜水肿。

五、糖尿病患者的脉络膜改变

在所有眼部组织中，脉络膜的血流最为丰富，为与其毗邻的外层视网膜输送营养物质及氧气。在黄斑中心凹无血管区，脉络膜血管中的氧气通过弥散方式进入视网膜，此是黄斑区唯一的代谢来源。糖尿病状态下，脉络膜血管也会发生相应的改变。早在1985年，研究者对终末期糖尿病患者的脉络膜进行观察，发现脉络膜毛细血管出现了基底膜增厚、动脉硬化、血管管腔狭窄甚至闭塞，闭塞后的血管被胶原替代。在电镜上观察到脉络膜血管的异常与DR的视网膜血管异常类似，如血管局部扩张形成动脉瘤、血管扭曲、毛细血管缺失等。因此，该研究提出糖尿病脉络膜病变。在吲哚菁绿血管造影（indocyanine green angiography，ICGA）上，可观察到脉络膜血管充盈迟缓、后极部或周边部脉络膜血管迂曲、脉络膜毛细血管选择性充盈导致的"晚期椒盐样荧光"。近年来基于SS-OCTA的研究表明，与正常对照组相比，2型糖尿病但尚未发生DR的患者的眼底周边脉络膜厚度及血流均显著下降，提示2型糖尿病患者在DR发生前，脉络膜就已出现异常，以周边脉络膜中大血管层萎缩为主。以上研究表明，糖尿病患者脉络膜的改变早于DR，并可能在DR发病机制中发挥重要作用。

第二节

全视网膜激光光凝术、抗VEGF药物治疗、玻璃体视网膜手术等治疗后的玻璃体视网膜改变

一、全视网膜激光光凝术、抗VEGF药物治疗对PDR患者玻璃体视网膜界面的影响

全视网膜激光光凝术（panretinal photocoagulation, PRP）通过激光热效应封闭无灌注及血管渗漏点，改善视网膜缺血；玻璃体腔内注射抗血管内皮生长因子（VEGF）药物来抑制VEGF从而抑制新生血管生成及血管渗漏，二者是控制糖尿病性视网膜病变（DR）及糖尿病性黄斑水肿（DME）病情的一线治疗方法。在增殖型糖尿病性视网膜病变（PDR）患者中，进行PRP及玻璃体腔内抗VEGF药物注射需密切观察玻璃体视网膜界面情况。在部分病例中，对PDR患者进行PRP或抗VEGF药物治疗后，纤维血管膜的收缩可能导致牵拉性视网膜脱离，既往报道将PRP及抗VEGF药物治疗后导致的牵拉性视网膜脱离称为Crunch综合征（Crunch syndrome）。Crunch综合征的发生率为1.5%~5.3%，糖尿病病程15年以上、后极部环形增殖的PDR患者出现Crunch综合征的风险较高。其背后的机制可能是在使用抗VEGF药物治疗后，患者玻璃体腔内VEGF浓度下降，而结缔组织生长因子（connective tissue growth factor）浓度不变，血管发生收缩的同时纤维组织继续增殖，易导致患者出现牵拉性视网膜脱离。此外，在PRP治疗后，激光的热效应也可导致增殖的血管纤维膜发生收缩，从而引起Crunch综合征。因此，对PDR患者，尤其是增殖严重的患者行抗VEGF及PRP治疗后，应进行密切观察，如出现Crunch综合征或原有增殖膜牵拉加重，应在7日内行玻璃体切割术（PPV）进行干预。然而，在既往的病例报道及笔者研究团队的观察中，Crunch综合征并非都会引起视网膜脱离，也存在有利的Crunch综合征（favorable Crunch syndrome）。抗VEGF药物及PRP治疗后引起的纤维收缩也可促进玻璃体后皮质及视网膜前增殖膜完全与视网膜分离，解除纤维组织对视网膜的牵拉，从而在不进行PPV手术的情况下，改善牵拉性视网膜脱离及玻璃体视网膜牵拉引起的DME（图2-2-1）。

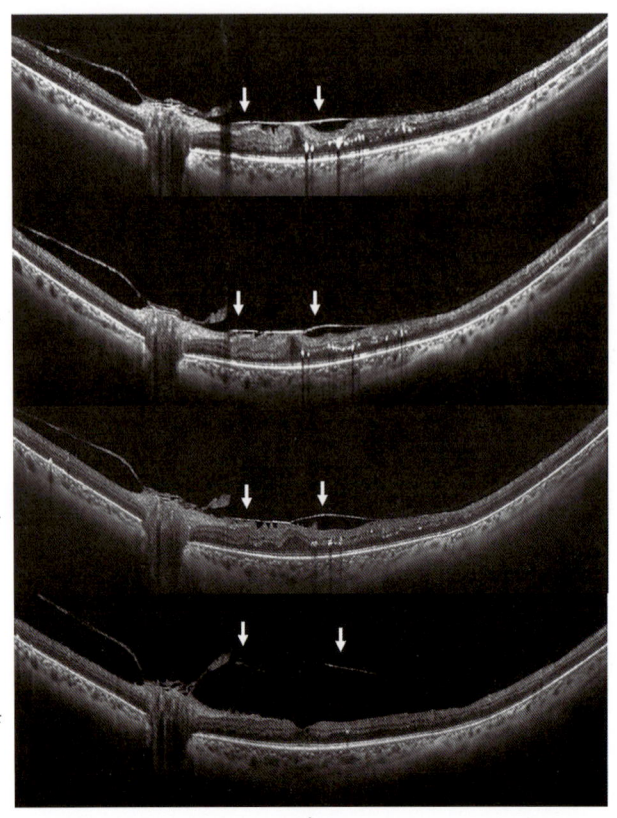

2022-03-16 第1次抗VEGF治疗

2022-04-18 第2次抗VEGF治疗

2022-05-18 第3次抗VEGF治疗

2022-09-21 第4次抗VEGF治疗

A

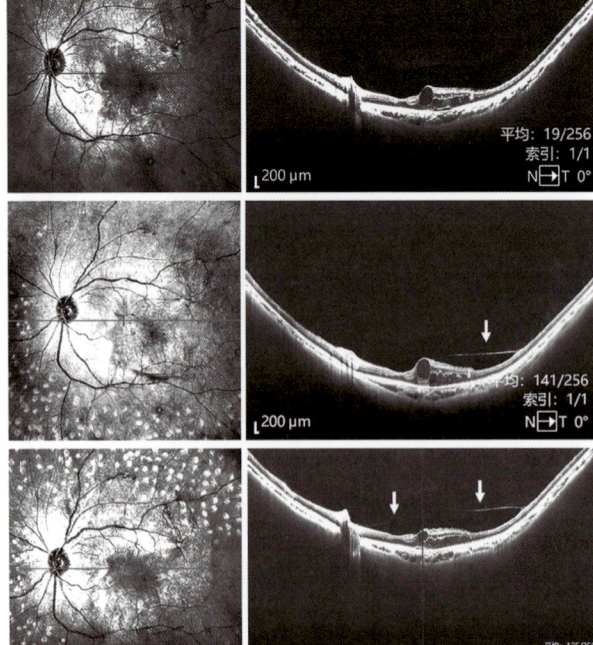

2022-05-05 第1次激光

2022-05-23 第2次激光

2022-06-15 第3次激光

B

图2-2-1 抗VEGF及PRP治疗后玻璃体后脱离范围显著扩大的PDR案例

A. PDR合并玻璃体视网膜牵拉引发的相关DME，既往已行PRP，行4次抗VEGF药物治疗后，黄斑区玻璃体后界膜与视网膜分离（白色箭头所示），玻璃体视网膜牵拉解除，黄斑水肿较前明显好转。B. PDR合并玻璃体视网膜牵拉性相关DME，在行3次视网膜激光光凝治疗后，黄斑区玻璃体后界膜与视网膜分离（白色箭头所示），玻璃体视网膜牵拉缓解，黄斑水肿较前好转。

二、PPV手术对视网膜的影响

Müller细胞的胞体位于视网膜内核层，其突起向上延伸至视网膜表面的内界膜、向下延伸至光感受器细胞及外界膜，以此为视网膜提供张力、维持视网膜神经层的完整性。Müller细胞突起的末端含有整合素细胞表面受体，这些受体介导内界膜与视网膜内层的黏附。在PDR的PPV手术中，血管增殖膜与视网膜粘连紧密，剥膜时用力，特别是反复用力牵拉血管增殖膜时，机械牵拉力必定会过度刺激Müller细胞，引起炎症因子释放、胶原增生，易引起术后增殖膜再形成，导致二次手术风险增加。在玻璃体切割手术过程中，当视网膜破裂甚至缺损的时候，Müller细胞的过度修复在术后增殖瘢痕的形成中起到显著作用。

（陈若瑜　王子诚　张良）

参考文献

[1] PRIYADARSINI S, WHELCHEL A, NICHOLAS S, et al. Diabetic keratopathy: insights and challenges[J]. Surv Ophthalmol, 2020, 65(5): 513-529.

[2] DELMONTE D W, KIM T. Anatomy and physiology of the cornea[J]. J Cataract Refract Surg, 2011, 37(3): 588-598.

[3] 薛君发, 董燕玲, 周庆军, 等. 糖尿病角膜神经病变的研究进展[J]. 中华眼科杂志, 2021, 57(8): 630-636.

[4] CHOWDHURY B, BHADRA S, MITTAL P, et al. Corneal endothelial morphology and central corneal thickness in type 2 diabetes mellitus patients[J]. Indian J Ophthalmol, 2021, 69(7): 1718-1724.

[5] JHA A, VERMA A, ALAGORIE A R. Association of severity of diabetic retinopathy with corneal endothelial and thickness changes in patients with diabetes mellitus[J]. Eye (Lond), 2022, 36(6): 1202-1208.

[6] MAHGOUB M M, MACKY T A. Changes in corneal sensation following 20 and 23G vitrectomy in diabetic and non-diabetic patients[J]. Eye (Lond), 2014, 28(11): 1286-1291.

[7] HIRAOKA M, AMANO S, OSHIKA T, et al. Factors contributing to corneal complications after vitrectomy in diabetic patients[J]. Jpn J Ophthalmol, 2001, 45(5): 492-495.

[8] 中华医学会糖尿病学分会视网膜病变学组. 糖尿病相关眼病防治多学科中国专家共识（2021年版）[J]. 中华糖尿病杂志,2021, 13(11): 1026-1042.

[9] OBROSOVA I G, CHUNG S S, KADOR P F. Diabetic cataracts: mechanisms and management [J]. Diabetes Metab Res Rev, 2010, 26(3): 172-180.

[10] POHJOLA S. The glucose content of the aqueous humour in man [J]. Acta Ophthalmol, 1966, (Suppl 88):1-10.

[11] KUBOTA M, SHUI Y B, LIU M, et al. Mitochondrial oxygen metabolism in primary human lens epithelial cells: association with age, diabetes and glaucoma [J]. Free Radi Biol & Med, 2016, 97: 513-519.

[12] LEE A Y, CHUNG S S. Contributions of polyol pathway to oxidative stress in diabetic cataract [J]. FASEB J, 1999, 13(1): 23-30.

[13] DATTA V, SWIFT P G, WOODRUFF G H, et al. Metabolic cataracts in newly diagnosed diabetes [J]. Arch Dis Child, 1997, 76(2): 118-120.

[14] POLLREISZ A, SCHMIDT-ERFURTH U. Diabetic cataract-pathogenesis, epidemiology and treatment [J]. J Ophthalmol, 2010, 2010: 608751.

[15] DANYSH B P, DUNCAN M K. The lens capsule [J]. Exp Eye Res, 2009, 88(2): 151-164.

[16] DAWSON V J, PATNAIK J L, WILDES M, et al. Risk of posterior capsule rupture in patients with type 2 diabetes mellitus and diabetic retinopathy during phacoemulsification cataract surgery [J]. Acta Ophthalmol, 2022, 100(7): 813-818.

[17] JUN J H, SOHN W J, LEE Y, et al. Effects of anti-vascular endothelial growth factor monoclonal antibody (bevacizumab) on lens epithelial cells [J]. Clin Ophthalmol , 2016, 10: 1167-1174.

[18] TSUKAHARA M, MORI K, GEHLBACH P L, et al. Posterior vitreous detachment as observed by wide-angle OCT Imaging [J]. Ophthalmology, 2018, 125(9): 1372-1383.

[19] JOHNSON M W. Posterior vitreous detachment: evolution and complications of its early stages [J]. Am J Ophthalmol, 2010, 149(3): e371-382.

[20] KISHI S. Vitreous anatomy and the vitreomacular correlation [J]. Jpn J Ophthalmol, 2016, 60(4): 239-273.

[21] NAWAZ I M, REZZOLA S, CANCARINI A, et al. Human vitreous in proliferative diabetic retinopathy: characterization and translational implications [J]. Prog Retin Eye Res, 2019, 72: 100756.

[22] VAZ-PEREIRA S, DANSINGANI K K, CHEN K C, et al. Tomographic relationships between retinal neovascularization and the posterior vitreous in proliferative diabetic retinopathy [J]. Retina, 2017, 37(7): 1287-1296.

[23] CUI Y, ZHU Y, LU E S, et al. Widefield swept-source OCT angiography metrics associated with the development of diabetic vitreous hemorrhage: a prospective study [J]. Ophthalmology, 2021, 128(9): 1312-1324.

[24] EL ANNAN J, CARVOUNIS P E. Current management of vitreous hemorrhage due to proliferative diabetic retinopathy [J]. Int Ophthalmol Clin, 2014, 54(2): 141-153.

[25] CHAUDHARY S, ZAVERI J, BECKER N. Proliferative diabetic retinopathy (PDR)[J]. Dis Mon, 2021, 67(5): 101140.

[26] KISHI S, SHIMIZU K. Clinical manifestations of posterior precortical vitreous pocket in proliferative diabetic retinopathy [J]. Ophthalmology, 1993,100(2): 225-229.

[27] GANDORFER A, ROHLEDER M, GROSSELFINGER S, et al. Epiretinal pathology of diffuse diabetic macular edema associated with vitreomacular traction [J]. Am J Ophthalmol, 2005, 139(4): 638-652.

[28] HAGENAU F, VOGT D, ZIADA J, et al. Vitrectomy for diabetic macular edema: optical coherence tomography criteria and pathology of the vitreomacular interface [J]. Am J Ophthalmol, 2019, 200: 34-46.

[29] SCHMIDT-ERFURTH U, GARCIA-ARUMI J, BANDELLO F, et al. Guidelines for the management of diabetic macular edema by the European Society of Retina Specialists (EURETINA) [J]. Ophthalmologica, 2017, 237(4): 185-222.

[30] 中华医学会眼科学分会眼底病学组, 中国医师协会眼科医师分会眼底病学组. 我国糖尿病视网膜病变临床诊疗指南（2022年）：基于循证医学修订[J]. 中华眼底病杂志，2023,39(2):99-124.

[31] YUE T, SHI Y, LUO S, et al. The role of inflammation in immune system of diabetic retinopathy: molecular mechanisms, pathogenetic role and therapeutic implications [J]. Front Immunol, 2022, 13: 1055087.

[32] CHEUNG N, MITCHELL P, WONG T Y. Diabetic retinopathy[J]. Lancet, 2010, 376(9735): 124-136.

[33] NIAN S, LO A C Y, MI Y,et al. Neurovascular unit in diabetic retinopathy: pathophysiological roles and potential therapeutical targets [J]. Eye Vis (Lond), 2021, 8(1): 15.

[34] YANG S, QI S, WANG C. The role of retinal Müller cells in diabetic retinopathy and related therapeutic advances [J]. Front Cell Dev Biol, 2022, 10: 1047487.

[35] HIDAYAT A A, FINE B S. Diabetic choroidopathy. Light and electron microscopic observations of seven cases [J]. Ophthalmology, 1985, 92(4): 512-522.

[36] DENG X, Li Z, ZHOU Q, et al. Changes in the choroid detected by ultrawide-field optical coherence tomography angiography in type 2 diabetes mellitus patients without diabetic retinopathy [J]. Photodiagnosis Photodyn Ther, 2023, 44: 103823.

[37] TAN Y, FUKUTOMI A, SUN M T, et al. Anti-VEGF Crunch syndrome in proliferative diabetic retinopathy: a review[J]. Surv Ophthalmol, 2021, 66(6): 926-932.

[38] LEE I T, CORONA S T, WONG T P, et al. Favorable anti-VEGF Crunch syndrome: nonsurgical relief of vitreoretinal traction in eyes with proliferative diabetic retinopathy and tractional retinal detachment[J]. Ophthalmic Surg Lasers Imaging Retina, 2022, 53(8): 455-459.

[39] HOON M, OKAWA H, DELLA SANTINA L, et al. Functional architecture of the retina: development and disease [J]. Prog Retin Eye Res, 2014, 42: 44-84.

[40] MACDONALD RB, RANDLETT O, OSWALD J,et al. Müller glia provide essential tensile strength to the developing retina [J]. J Cell Biol, 2015, 210(7): 1075-1083.

第三章
糖尿病性视网膜病变的激光治疗

第一节

激光治疗的演变与设备发展

关于利用热能的信息可以追溯到古希腊时期，因此热能的治疗价值的知识可能与医学史一样古老。最早的系统性文字记录之一来自希波克拉底（公元前460—前377年），他的格言很好地记录了热能（"火"）可能带来的各种各样的治疗。

Quae medicamentum non sanat ferrum sanat.

Quae ferrum non sanat, ignis sanat.

Quae vero ignis non sanat, insanabilia reputari opportat.

其英文版（Meyer-Schwickerath）为：

What drugs do not cure is cured by iron.

What iron does not cure is cured by fire.

What real fire cannot cure should be considered incurable.

1946年，基于视网膜的日食灼伤和高频电流对眼组织的作用，Meyer-Schwickerath萌生了将光凝固用于治疗的想法，如预防性治疗视网膜脱离和破坏小肿瘤。因此他开始了对光凝固的探索。Meyer-Schwickerath设计的第一个模型是由几个镜头和镜子组成的。1946年年底，通过这个模型，Meyer-Schwickerath能够在一两秒内对兔子的眼睛进行很好的局部凝固。但该仪器在人眼（恶性肿瘤患者摘除眼球前）中的首次试验是令人失望的。兔眼光学系统的孔径比人眼大，因此在人眼中的曝光时间必须超过5 s才能获得轻度和局部不良烧伤。

1947年，Meyer-Schwickerath研制了一种以太阳为光源的新装置，称阳光凝固器，但这个装置只能在阳光明媚的天气使用。仪器中间是定日镜，通常放置在阳光充足的阳台或医院的屋顶上。可移动的定日镜弥补了因地球和太阳之间相对运动而造成的光强度变化。在一个或两个辅助镜的帮助下，光束被引导至手术室，通过一个放大镜（5倍）以放大太阳的图像。操作人员能够观察到太阳的图像，并通过手柄和镜子将其移动到所需的位置并利用带脚踏板的滤光片移出瞄准光束来释放全强度。

因阳光凝固器非常依赖天气，1949年Meyer-Schwickerath开始使用高强度电弧即Beck电弧进行试验。这种新仪器取得了巨大成功，于1950—1956年在临床上用于数百名患者。

1956年，蔡司制造的氙弧凝固器（由Littmann和Meyer-Schwickerath组装）用于光凝治疗。很多疾病都可使用氙弧凝固器进行治疗，比如小而明确的虹膜肿瘤、异色边缘肿瘤、结膜内和结膜下肿瘤、眼睑黄斑瘤等。

1960年Maiman制作了光学的微波发射器，使用红宝石（ruby laser）产生200 μs脉冲的红光能量，波长649.3 nm，光斑很小，光强可变。1961年蔡司公司生产了红宝石光凝机并用于动物眼，第二年用于人眼。

1965年纽约哥伦比亚大学L'Esperance开始考虑用氩离子激光（argon laser）作为光源，1968年用于人眼试验，1971年进入市场销售。

1971年哥伦比亚大学研制了YAG倍频（frequency-doubled neodymium-yttrium-aluminum-garnet）激光，次年又研制了氪（krypton）激光。以后又出现了氩氪组合激光。

1973年Krasnov在青光眼治疗中引入Q-开关的红宝石激光进行小梁网的治疗，Hager使用氩激光进行相同的治疗，1979年发展为激光小梁成形术。那时氩激光和红宝石激光还分别用于激光虹膜切除术。但是上述两种激光均为热效应激光，只能在小光斑和高能量下产生微小穿通孔达到治疗目的，由于孔小加上热效应，孔很容易闭合。

1981年Q-开关的掺钕钇铝石榴石（neodymium-yttrium,aluminum garnet Nd:YAG）激光把眼科激光带入了新的领域：用极短的激光能量脉冲对膜性组织进行爆破或切开，替代了很多手术。

20世纪90年代初，利用半导体将波长1 064 nm的Nd:YAG激光倍频后制成热效应为532 nm和810 nm的激光。同时各种热效应激光为适合玻璃体手术的发展增加了眼内激光光导纤维，通过玻璃体手术的巩膜切口，引入眼内进行光凝。半导体810 nm激光还增加了透巩膜的睫状体激光和视网膜激光光纤。810 nm激光的光纤还可以通过眼内镜从眼内对睫状体进行光凝。

1983年哥伦比亚大学的M.D.Stephen Trokel首先开始准分子激光，并用193 nm波长的远紫外冷激光（由氩氟混合物ArF产生）切割小牛的角膜组织，发现此激光可精确地切削角膜而邻近组织无热损伤反应，因此设想用ArF准分子激光改变角膜的前表面曲率来矫正近视、远视和散光，为现代激光眼屈光外科手术奠定了基础。目前临床应用的准分子激光主要就是ArF产生的激光，这种激光不但能精准地聚集和控制，还极其精细，每发"激光"发射时，进入角膜组织的深度控制在0.2 μm，因此能对角膜组织进行精确的切削而不穿透角膜也不伤害眼内及邻近组织结构。

随着科技的发展，激光在临床上的应用越来越广泛和成熟，而且在眼科疾病中其定位更加准确，对眼球组织的保护也更完善。目前激光医学已发展成为一门体系完整、相对独立的学科，在医学科学中起着越来越重要的作用。同时，结合智能化、信息化、数据化的时代特征，新的眼科激光治疗仪搭载智能系统，可更安全、更规范、更可靠地提供优质临床服务，满足眼底慢性病管理及长期随访要求。扫描矩阵式激光和第四代新型激光"光纤激光"的临床应用为眼科的"轻激光"和微创甚至无创激光（微脉冲）的开展提供更多可能，提高治疗效果的同时更好地减少眼部损伤、保护视力和视野。

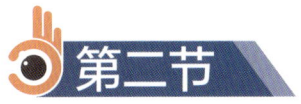

第二节 精准激光治疗的时机和方法

一、组织对激光的生物学效应

激光治疗眼底病是通过在视网膜脉络膜造成光凝固反应达到的。光凝固就是将激光的光能转化为热能，组织加热超过65 ℃就会发生蛋白变性，这一过程被称为凝固。继续升高温度就会发生组织的变化，加热超过100 ℃，会发生组织收缩，激发脱水和炭化。眼内不同组织对不同波长激光的反应不同，要想达到凝固效应，合理地治疗眼底疾病，需要了解眼内不同组织和不同物质对不同波长激光的反应。

激光治疗视网膜脉络膜的病变，重要的是选择能够很好穿透眼部屈光组织，同时又能被靶组织很好吸收的激光波长。激光波长400～950 nm在眼内的穿透性可达95%。视网膜色素上皮（RPE）和脉络膜在波长450～630 nm时吸收率可达70%，随着波长增加，吸收率很快下降。

在波长400～600 nm（蓝到黄的部分）时，血红蛋白有较高的吸收率，而600 nm以上（红色和近红外的部分）的波长很少被血红蛋白吸收。当不希望血红蛋白吸收时，可以选择600 nm以上的激光。

视黄醛是视锥细胞的感光色素，对480 nm以下的波长有较高的吸收峰，因此此波长范围的激光容易对视黄醛造成破坏，波长500 nm以上时，视黄醛对其吸收率迅速下降，对绿色激光（532 nm）仍有少量吸收，而完全不吸收黄色激光（577 nm）。为了避免造成视锥细胞的损伤，宜选择对视锥细胞安全性较好的550 nm以上的波长，其中黄色激光和红色激光对各种视网膜脉络膜疾病的治疗都有效。

能够很好地穿透眼内透明屈光间质的各种波长的激光分别被视网膜和脉络膜吸收，不同组织对不同波长激光的吸收和反应不同。绿色波长的激光约57%被RPE吸收，47%被脉络膜吸收，黄色激光RPE和脉络膜的吸收各占50%。红色激光随着波长的增加被脉络膜吸收逐渐增加。有文献显示810 nm激光在眼屈光间质的穿透率达96%以上，但其发散角较大，到达眼底只有49%被吸收，且主要在深层脉络膜转变为热能。RPE对其吸收率仅15%，氧合血红蛋白和还原血红蛋白对其吸收率均为9%，叶黄素对其不吸收。因此，810 nm激光作为眼底激光治疗其效果远不及黄、红、绿等可见波段激光，而更适合经巩膜睫状体激光光凝治疗难治性青光眼。

二、参数设置

表3-2-1　激光参数设置

参数	指标
光斑大小（视网膜上）	光斑直径设定要考虑所使用的接触镜的放大率，如165°或160°的全视网膜镜可选200～240 μm
曝光时间	0.1～0.3 s（单点激光，矩阵激光0.02～0.05 s）
曝光强度	轻度灰白色（即2+～3-反应）
分布	间隔1～2个光斑直径（矩阵激光间隔0.75个光斑直径）
激光次数	2～4次
鼻侧距离视神经乳头	≥500 μm
颞侧距离黄斑中心	≥3 000 μm
上/下界	不超过颞侧血管弓外1～3个光斑直径
延伸程度	血管弓开始（黄斑中心3 000 μm以外），至少到赤道
激光斑总数	一般1 200～1 600。 有可能少于1 200，如玻璃体积血或无法完成预先计划的全视网膜激光光凝；也可能超过1 600，如屈光间质混浊导致激光吸收所致的初始治疗困难
波长	黄斑周围用纯黄激光和/或氪黄激光，黄斑以外区域用黄色或绿色激光，出血的地方可用红色激光
激光功率	当固定光斑大小和曝光时间时，随着激光功率的增大，反应容积随之增大。光凝时先确定光斑大小和曝光时间，将起始激光功率先放到较小的位置，如果光凝无反应，逐渐上调功率，直至视网膜出现灰白色的反应灶

三、光斑反应分级

根据激光光斑的临床特征、病理学特点将光凝斑分为4级（0~3级）。

1. 0级光斑

是指检眼镜、病理均未见视网膜病变。

2. 1级光斑

是指损伤局限于脉络膜毛细血管和视网膜色素上皮。

眼底形态：1级光斑为视网膜色素上皮和Bruch膜水平的微弱灰白色盘状损伤。

病理学特点：在光斑的极端边缘，光镜下可见视网膜色素上皮中含有大量脂褐质颗粒和许多小的细胞质致密体。Bruch膜、脉络膜毛细血管和光感受器元件没有改变。在光斑的外围，光镜检查显示视网膜色素上皮肿胀，电镜检查显示色素上皮细胞质内有大量空泡，有时空泡聚集在含有黑色素的区域周围，并可见大量层状胞浆内包涵体。视网膜色素上皮细胞的顶端细胞质明显被破坏。与空泡变化相关的是视网膜色素上皮基部和顶端附近结构的变化。视网膜色素上皮的基底膜和Bruch膜的结缔组织部分仍然存在，在毛细血管管腔外、Bruch膜内和视网膜下可见含有溶酶体和细胞碎片的单核细胞。在光斑中心，视网膜色素上皮细胞的细胞质呈致密化和崩解。1~3个月后光斑被视网膜色素上皮代替，视细胞外节和内节正常。

1级光斑激光的目的是破坏失代偿的视网膜色素上皮细胞，刺激周围正常视网膜色素上皮细胞增生并形成新的视网膜色素上皮紧密连接及覆盖，反应不形成瘢痕。

3. 2级光斑

是指脉络膜毛细血管、色素上皮、光感受器元件和外核层的损伤。

眼底形态：2级光斑通常表现为一个灰白色的环围绕着一个白色中心，灰白色环的外径对应色素上皮的损伤，内白色中心的直径对应外核层的损伤，视网膜色素上皮损伤超出了外核层坏死区域。

病理学特点：光镜下，在视网膜色素上皮内观察到淡色的椭圆小体，这些小体被认为是核膜的保核片段。Bruch膜持续存在。光感受器细胞外节呈片层紊乱，形成管状和泡状结构。在外核层内，单个核细胞主要含有色素细胞碎片。在视网膜外丛状层可见黑点，电镜检查发现其为退化的视锥、视杆小体。与这些突触末梢接触的双极细胞层的树突通常不受影响。

4. 3级光斑

是指视网膜各层均发生损伤。

眼底形态：3级光斑为2个明显的灰色环围绕白色中心，2个外环分别对应外核层和色素上皮的坏死，白色中心对应视网膜内层的损伤。

病理学特点：光凝处整个视网膜可见大部分视网膜细胞核固缩，细胞质崩解，残存的细胞膜隐约可见。内界膜尚连续，可见细胞核拉长，胞质膜结合体较多，胞质突起长而细。视网膜血管基底膜存在，内皮细胞变性。感光细胞外节之间，尤其是锥体中，可见明显的不规则局灶性致密化。Bruch膜连续，RPE基部破坏、脱落。广泛的损伤存在于脉络膜毛细血管，并延伸到更深的脉络膜层。

四、糖尿病性视网膜病变的激光治疗

全视网膜激光光凝（PRP）治疗增殖期糖尿病性视网膜病变（PDR）是在20世纪60年代首次提出的。尽管最初怀疑整个视网膜周围热烧伤对视网膜新生血管的作用，但全球多中心糖尿病性视网膜病变研究迅速且无可争议地证明了PRP在降低PDR患者严重视力下降甚至丧失方面的作用。

目前PRP被认为是有效降低重度非增殖型DR（NPDR）和PDR患者严重视力损伤的主要治疗方法。早期治疗糖尿病性视网膜病变研究表明，患有重度NPDR和PDR的2型糖尿病患者早期PRP和延迟PRP（直至发展至高危PDR）比较，5年内严重视力下降或玻璃体切割手术（PPV）率降低了50%以上；尤其对于极重度NPDR和非高危PDR患者，由于这类患者在一年内进展到高危PDR的风险接近50%，更需要及时进行PRP治疗。当患者因合并严重的玻璃体积血或视网膜前出血而无法进行激光光凝治疗时，可以考虑PPV术中激光或PPV后根据造影结果酌情补激光。

当DR严重需要进行PRP时，也可根据眼底情况，先予以抗VEGF处理再行激光治疗；若同时合并黄斑水肿或高危PDR，应先注射抗VEGF药物，7天后眼底及全身情况稳定时给予PRP治疗，根据眼底情况其PRP可以1次或分2次完成，2级光斑反应即可，1个月后复诊。如需补充激光，先行复查荧光素钠眼底血管造影（fluorescein fundus angiography，FFA），在其指引下补充激光。

糖尿病性黄斑水肿（DME）的临床治疗首选抗VEGF药物，尤其是累及中心凹的DME。对于反复发作的DME除了注意其血糖、血压、血脂、肾功能及全身（尤其颈部）大血管状况等之外，可以在抗VEGF基础上联合微脉冲激光治疗，或者联合抗炎治疗。部分顽固性DME，其光学相干断层血管造影（OCTA）的en face界面或ICGA可能显示黄斑区有扩张的"大微血管瘤"，选黄色激光1级光斑"定点式"光凝其扩张的微血管瘤，临床治疗效果良好。

DME的激光治疗应慎重，如规范性抗VEGF治疗后仍需要考虑激光治疗，则必须遵循以下操作要求：①必须先给予规范的抗VEGF治疗。②激光治疗时机的选择应在抗VEGF治疗后第2周内。③激光治疗前OCT显示黄斑部厚度＜400μm。④黄色激光为上选，须用黄斑格栅激光治疗镜（光斑放大倍率0.94），光斑100μm，1级光斑反应即可［可在黄斑中心2PD（视神经乳头直径）外上下血管弓交汇处滴定］，光斑间隔1.5个光斑以上。

五、PRP治疗的并发症

PRP的激光点数根据病情而定，应分次进行。每次激光范围不宜过大、点数不宜过多，否则可产生各种并发症。同时，激光光斑不宜过重，光斑不宜过于密集，以免后期光斑扩大（3级及以上的光斑随时间而扩展）导致相互融合，造成视野严重丢失。激光治疗前要注意患者的血糖、血压状况，尤其是血糖水平，高血糖状况下行眼底激光治疗可能存在较大眼部及全身安全隐患，应禁止进行。治疗时操作应轻柔，治疗后应予以充分非甾体抗炎滴眼液滴眼处理。此外，如果波长选择不当，或治疗参数选择不当，也会导致一些并发症的产生，如渗出性视网膜和脉络膜脱离、玻璃体积血、黄斑水肿加重、激光治疗后视野缩小等。

（董道权）

参考文献

［1］MEYER-SCHWICKERATH G R. The history of photocoagulation[J]. Aust N Z J Ophthalmol, 1989, 17(4): 427-434.

［2］TSO M O, WALLOW I H, ELGIN S. Experimental photocoagulation of the human retina. I. Correlation of physical, clinical, and pathologic data[J]. Arch Ophthalmol, 1977, 95(6): 1035-1040.

［3］WALLOW I H, TSO M O, ELGIN S. Experimental photocoagulation of the human retina. II. Electron microscopic study[J]. Arch Ophthalmol, 1977, 95(6): 1041-1050.

［4］DUH E J, SUN J K, STITT A W. Diabetic retinopathy: current understanding, mechanisms, and treatment strategies[J]. JCI Insight, 2017, 2(14):93751.

［5］FERRIS F. Early photocoagulation in patients with either type I or type II diabetes[J]. Trans Am Ophthalmol Soc, 1996, 94: 505-537.

［6］THE DIABETIC RETINOPATHY STUDY RESEARCH GROUP. Photocoagulation treatment of proliferative diabetic retinopathy: clinical application of Diabetic Retinopathy Study (DRS) findings, DRS Report Number 8[J]. Ophthalmology, 1981, 88(7): 583-600.

［7］中华医学会眼科学分会眼底病学组, 中国医师协会眼科医师分会眼底病学组. 我国糖尿病视网膜病变临床诊疗指南（2022年）：基于循证医学修订[J]. 中华眼底病杂志, 2023, 39(2): 99-124.

第四章
糖尿病性视网膜病变的抗VEGF治疗

血管内皮生长因子（VEGF）最初被称为血管通透性因子（vascular permeability factor，VPF），其主要亚型为VEGFA。1989年VEGFA被分离克隆，被认为是启动胚胎血管母细胞发育的关键因素，随后血管母细胞分化为造血细胞和内皮细胞。小鼠VEGF基因的单等位基因缺失可以引起造血细胞和血管的丢失，最终导致胚胎死亡。因此，VEGF的适度表达是维持正常胚胎发育的必需因子。

目前发现，在糖尿病性视网膜病变（DR）、糖尿病性黄斑水肿（DME）、新生血管性（湿性）老年性黄斑变性（neovascular age-related macular degeneration, nAMD）、视网膜静脉阻塞（retinal vein occlusion, RVO）、早产儿视网膜病变（retinopathy of prematurity, ROP）等患者的视网膜中存在高水平的VEGF，这种VEGF被认为是驱动视网膜和脉络膜新生血管形成以及血管渗漏的关键因素。因此，VEGF成为当前治疗此类眼科疾病的核心靶点。迄今为止，临床中几乎所有用于治疗眼科疾病的抗血管生成药物都靶向VEGF通路。DR作为典型的、重要的一类视网膜血管性疾病，抗VEGF药物在治疗其眼部新生血管（视网膜/视神经乳头/虹膜新生血管）、DME方面发挥了极其重要的作用。本章针对DR和DME的抗VEGF治疗，围绕抗VEGF治疗机制、抗VEGF治疗药物、抗VEGF治疗时机以及相关研究进展进行详细介绍。

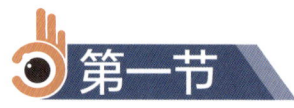

第一节

抗VEGF治疗的机制及进展

VEGF是一种与肝素结合的同源二聚体糖蛋白。人类VEGF基因位于染色体6p21.3，全长14kb，由8个外显子和7个内含子组成。VEGF家族包括5个结构相关的分子：VEGFA、胎盘生长因子（placental growth factor, PlGF）、VEGFB、VEGFC和VEGFD，其中以VEGFA活性最强，是促进新生血管形成的主要血管源性刺激因子。

VEGF分子通过与VEGF受体（vascular endothelial growth factor receptor，VEGFR）结合来刺激细胞的反应。VEGFR可分为3个主要亚型：VEGFR1、VEGFR2和VEGFR3。VEGFR1和VEGFR2主要在血管内皮细胞中表达，VEGFR3在淋巴内皮细胞上高表达。VEGF家族成员表现出与VEGFR的特异性结合：VEGFA与VEGFR1、VEGFR2结合；PlGF和VEGFB、VEGFR1相互作用；VEGFC和VEGFD则是天然的VEGFR3配体，但在蛋白水解后，也可以激活VEGFR2。VEGFR2是VEGF家族血管功能的主要中介，而VEGFR1似乎作为诱饵受体，在某些情况下由于其微弱的内在信号传递及与VEGFA紧密结合的特性，可以阻止VEGFA与VEGFR2结合。虽然VEGFR3在血管芽尖形成过程中也在血管生成性内皮细胞中短暂表达，但其主要表达于淋巴内皮细胞中，并为VEGFC和VEGFD传导淋巴管生成信号。

VEGF在多种视网膜细胞类型中产生和分泌，包括血管内皮细胞、视网膜色素上皮细胞、Müller细胞、神经节细胞和星形胶质细胞。VEGFR1和VEGFR2在视网膜血管、胶质细胞和神经细胞中被鉴定出。

VEGF可以引发多种生物学效应，包括刺激内皮细胞增殖、迁移、存活和重塑，增加血管的通透性，诱导血管萌芽，引发炎症反应，调节新陈代谢和内分泌功能、神经营养功能，促进造血，以及调节免疫功能等。VEGF在视网膜生理和病理中发挥重要作用。VEGF参与视网膜中两种不同类型的新生血管形成：血管发生（vasculogenesis，发育过程中的新生血管形成）和血管生成（angiogenesis，从现有血管开始的血管生长），也可以诱导病理状态下的血管渗透性。此外，VEGF还可能在神经保护和视网膜白细胞淤积方面发挥作用。关于VEGF如何广泛地参与正常成人视网膜血管系统和神经元组织的生理病理功能，目前仍然知之甚少。鉴于临床中抗VEGF药物通常需要反复或无限期地进行玻璃体腔注射以治疗某些视网膜疾病，该领域的研究依然具有重要性。

第二节 抗VEGF药物及其进展

抗VEGF药物根据其结构可分为单克隆抗体类（如贝伐珠单抗、雷珠单抗、布西珠单抗、法瑞西单抗）和融合蛋白类（如康柏西普、阿柏西普）。

一、治疗视网膜疾病的主要抗VEGF药物

（一）贝伐珠单抗

贝伐珠单抗（Bevacizumab，Avastin）是一种人源化单克隆全长重组IgG抗体，每个分子有2个结合位点，可结合所有的VEGFA亚型。2004年被美国食品药品监督管理局（Food and Drug Administration，FDA）批准用于静脉注射治疗结肠直肠癌。目前，玻璃体内注射1.25 mg/0.05 mL贝伐珠单抗，用于治疗各种与脉络膜或视网膜新生血管相关的视网膜疾病，包括nAMD、近视引起的脉络膜新生血管（myopic choroidal neovascularization, mCNV）、PDR、DME、RVO引起的黄斑水肿（RVO-ME）、ROP和新生血管性青光眼等。一项针对初始接受抗VEGF治疗的ROP患者的多中心研究结果显示，贝伐珠单抗有剂量特异性趋势，对不同剂量（0.03～1.25 mg）贝伐珠单抗的再治疗率结果的分析显示，与高剂量贝伐珠单抗相比，低剂量贝伐珠单抗与再治疗率增加相关。也有研究显示4.0 mg/0.05 mL的高剂量可能对治疗已耐药的新生血管有效。该药耐受性良好，眼内炎和视网膜脱离等事件罕见发生。目前贝伐珠单抗未被国家药品监督管理局批准用于治疗眼科疾病。

（二）雷珠单抗

雷珠单抗（Ranibizumab，Lucentis）是与贝伐珠单抗来自同一亲本单克隆抗体的单克隆抗体Fab片段，由Genentech公司研发。在临床应用玻璃体内注射贝伐珠单抗之前，研究人员认为贝伐珠单抗分子太大，无法穿透nAMD患者的视网膜到达脉络膜新生血管

组织。因此，雷珠单抗被开发成一个小的48 kDa的抗体片段，与VEGFA121、VEGFA165和VEGFA189的受体结合域结合。由于雷珠单抗缺乏Fc区域，避免了Fc受体介导的细胞免疫应答，降低系统清除率。雷珠单抗（0.5 mg/0.05 mL）在2006年获得FDA批准治疗nAMD。2011年12月被国家药品监督管理局批准用于治疗nAMD，成为在我国获批的第一种眼内注射液。之后，雷珠单抗被陆续批准在国内用于治疗RVO-ME、DME和mCNV。

多项研究都已经证明了雷珠单抗治疗DME的安全性和有效性。RESTORE（为期12个月的随机、双盲、多中心Ⅲ期临床研究）结果显示，单纯雷珠单抗连续3次（每个月1次）+按需给药（PRN）（雷珠单抗组）、雷珠单抗联合激光治疗（联合组）与单纯激光（激光组）治疗DME，患者视力提高超过15个字母者各占22.6%、22.9%和8.2%；各组平均视力分别提高6.1、5.9、0.8个字母。这表明雷珠单抗的单药治疗或联合激光治疗优于单独使用激光治疗，并且联合组注射次数更少。RISE和RIDE（为期2年的随机、双盲、多中心Ⅲ期临床研究）对比了雷珠单抗的两种注射给药剂量（0.3 mg和0.5 mg）与假注射组治疗DME的效果，证实了雷珠单抗治疗比假注射组能更好地促进视力恢复。在RISE研究中，雷珠单抗组分别有44.8%（0.3 mg）和39.2%（0.5 mg）的患者视力提高了15个及以上字母，而假注射组的这一比例仅为18.1%。在RIDE研究中，相应的比例分别为33.6%（0.3 mg）、45.7%（0.5 mg）和12.3%（假注射组）。雷珠单抗组患者在第24个月时的平均最佳矫正视力较假注射组获益8.5~9.9个字母。

（三）阿柏西普

阿柏西普（Aflibercept，Eylea）由Regeneron生物制药公司研发，其目的是开发一种对VEGF有持续抑制作用的药物。阿柏西普是一种重组型VEGF和PlGF的抑制剂，包含人VEGFR1的第2个Ig结构域、人VEGFR2的第3个Ig结构域和人IgG的Fc区，分子量为97~115 kDa。该结构特征使其作为一种诱饵受体，以高亲和力结合VEGFA，阻止它与机体的VEGFR相互作用，进而抑制血管生成。因此阿柏西普也被称为VEGF Trap。除了阻断VEGFA所有亚型，阿柏西普还与VEGFB结合，并抑制新生血管的另一个关键调节因子PlGF。FDA在2011年批准阿柏西普（2.0 mg/0.05 mL）用于治疗nAMD，之后又陆续批准用于治疗DME、RVO-ME、PDR和mCNV。2018年5月，阿柏西普被国家药品监督管理局批准用于治疗nAMD和DME。

两项设计相似的随机、双盲、对照Ⅲ期临床研究VIVID和VISTA证实了阿柏西普治疗累及中心凹的糖尿病性黄斑水肿（CI-DME）的有效性和安全性。研究在5个月初始负荷剂量后，接受每4周或每8周给予阿柏西普2 mg（2q4w、2q8w）治疗。在VIVID研究

（续表）

药物名称	中文名称	商品名	药物靶点	相对分子量（kDa）	临床推荐剂量	代表性临床试验	FDA*批准时间	NMPA△批准时间	临床适应证
Aflibercept	阿柏西普	Eylea	VEGFA/VEGFB、PlGF	97～115	2.0 mg/0.05 mL	AMD: VIEW 1、VIEW 2 DME: VISTA、VIVD RVO: COPERNICUS、GALILEO	2011	2018	nAMD、DME、RVO-ME、ROP（美国）
Conbercept	康柏西普	朗沐	VEGFA/VEGFB、PlGF	143	0.5 mg/0.05 mL	AMD: PHOENIX、STONE DME: SAILING、STONE RVO: CRAVE、BRAVE、STONE	—	2014	nAMD、DME、RVO-ME、mCNV
Brolucizumab	布西珠单抗	Beovu	VEGFA所有亚型	26	6.0 mg/0.05 mL	AMD: HAWK、HARRIER DME: KESTREL、KITE	2019	2024	DME
Faricimab	法瑞西单抗	Vabysmo	VEGFA所有亚型和Ang-2	149	6.0 mg/0.05 mL	AMD: TENAYA、LUCERNE DME: RHINE、YOSEMITE	2022	2023	nAMD、DME

*FDA：美国食品药品监督管理局

△NMPA：国家药品监督管理局

二、眼科抗VEGF药物的研究进展

（一）抗VEGF的生物仿制药

由于一些早期的抗VEGF药物已经上市10多年，专利陆续到期，抗VEGF生物仿制药便相继研发、上市。生物仿制药在安全性、有效性或效力方面必须与原研药物没有显著差异。对于眼科领域的使用，它们还必须具有眼内的安全性和有效性，这些与系统药代动力学和药效学完全不同。2015年印度批准的第一个雷珠单抗生物仿制药Razumab（Intas生物制药公司），由于增加了无菌性眼内炎的发生率，最终导致该药物被召回。因此，美国眼科学会（AAO）强烈建议禁止过度使用生物仿制药，除非有强有力的临床数据表明该药物在眼内的安全性和有效性。

美国目前有2种雷珠单抗生物仿制药被FDA批准用于眼科：ranibizumab-nuna

（Byooviz，美国Biogen公司和韩国Samsung Bioepis公司）2021年被批准用于nAMD、RVO-ME和mCNV；Ranibizumab-eqrn（Cimerli，美国Coherus公司）2022年被批准为与雷珠单抗可互换的生物仿制药。2023年12月我国齐鲁制药自主研发的阿柏西普生物类似药卓初明获国家药品监督管理局批准上市，用于治疗nAMD和成人DME。2024年8月该公司研发的雷珠单抗生物类似药安卓明获批上市，用于治疗nAMD、DME、RVO-ME、CNV和ROP。目前国内外还有许多用于眼科的生物仿制药正在进行临床试验，将来可能会有越来越多的生物仿制药上市，这可能会减轻患者和医疗保健系统的经济负担。然而，眼科医生应提高警惕，注意识别任何可能的不良事件。

（二）新型抗VEGF药物

OPT-302是一种可溶性受体，由VEGFR3的免疫球蛋白样结构域1～3融合组成，可中和VEGFC/VEGFD。对nAMD患者的早期临床试验表明，与雷珠单抗每月给药的疗效相比，OPT-302联合雷珠单抗可改善视力。在DR患者中也发现了类似的结果。这些初步临床研究结果表明，OPT-302可能提供潜在的临床获益，但仍然需要更多的临床研究来证实其治疗优势。

（三）Port Delivery System（PDS）

2021年10月FDA批准了Genentech公司研发的Susvimo（一种PDS）用于治疗至少接受过2次抗VEGF药物眼内注射而效果不佳的nAMD。PDS是一种通过手术植入的永久性眼内植入物，它可以通过自密封隔膜再填充药物，间隔24周一次，将雷珠单抗持续输送入玻璃体。Archway Ⅲ期临床试验表明，对于nAMD患者，每24周注射一次PDS的治疗效果并不低于每月注射雷珠单抗，98.4%的患眼无须接受其他补充治疗。不良事件包括玻璃体积血（5.2%）、视网膜脱离（0.8%）和眼内炎（1.6%）。最近发表的Archway试验数据显示，PDS与每月雷珠单抗的非劣效性已被证实长达2年。但在2022年10月，Roche/Genentech公司召回了PDS，此前有报道称植入物进行再填充程序后其内的自密封隔膜出现了移位。在1 419例接受再填充手术的患者中报告了33例（2.3%）。目前PDS仍未上市。

（四）热敏水凝胶

热敏水凝胶（thermosensitive hydrogels）是一种亲水性聚合物，在室温下是液体，在体温下是固体。这种独特的特性可以使药物被传递到眼内，并在眼内持续释放。目前热敏水凝胶尚处于体外和动物模型的实验研究中。Thomasy等人证明，将载有阿柏西普的"微球热响应水凝胶（microsphere thermo-responsive hydrogel）"注入恒河猴玻璃体内，可以持续释放阿柏西普长达6个月。

（五）基因治疗

自2017年FDA批准voretigene neparvovec-rzyl（Luxturna）治疗RPE65相关视网膜营养不良后，眼科的基因治疗重新引起了关注。眼球具有体积小、免疫赦免和分区性的特性，使之成为实现基因治疗高疗效的极佳部位。此外，血-视网膜屏障阻止了全身扩散，不分裂的视网膜细胞适合用于传递非整合载体以降低突变的风险。因此，基因治疗成为一种长期提供抗VEGF治疗的新方法。目前有2个基于腺相关病毒（AAV）的抗VEGF基因治疗方法正在开展临床试验。

由Adverum生物技术公司研发的ixoberogene soroparvovec（原ADVM-022），目前正在进行nAMD的Ⅱ期临床试验（LUNA）。这种疗法是将携带有阿柏西普编码序列的AAV.7 m8载体衣壳（AAV2.7 m8-aflibercept）注入玻璃体腔。Ⅰ期临床试验（OPTIC）的数据显示，6例接受高剂量ADVM-022治疗的患者的视力和解剖结构可维持34周（中位数）。另一种正在研究的治疗nAMD的药物是由Regenxbio公司研发的RGX-314，该药物有一个表达雷珠单抗样抗VEGF抗体片段的AAV8载体。目前正在进行视网膜下或脉络膜上腔注射的临床试验。

需要注意的是，基因疗法潜在的高成本、转导效率、长期影响和安全性等问题值得进一步研究。此外，目前还不清楚是否需要频繁注射才能达到长期效果。

（六）我国抗VEGF创新药物的研发

目前诸多国产抗VEGF创新药物在动物实验、临床前和临床试验阶段展示出巨大潜力。其中具有代表性的创新药物有：荣昌生物制药的RC28-E、信达生物制药的IBI302和贝达药业的CM082。荣昌生物制药的RC28-E为双靶点融合蛋白类药物，同时拮抗VEGF和成纤维细胞生长因子（fibroblast growth factor，FGF），目前正在开展与阿柏西普头对头的两项Ⅲ期临床试验，分别用于治疗DME和nAMD。信达生物制药的IBI302为重组人VEGFR抗体-人补体受体1（CR1）融合蛋白（抗VEGF-抗补体双靶点药物，Efdamrofusp alfa），2024年10月该公司公布了其在nAMD的Ⅱ期临床数据。贝达药业的CM082是针对VEGFR和血小板衍生生长因子受体（platelet-derived growth factor receptor，PDGFR）的多靶点受体酪氨酸激酶（RTKs）抑制剂，目前正在国内开展用于治疗nAMD的Ⅱ期临床试验。

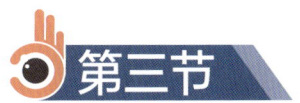

第三节 抗VEGF治疗的时机

本节内容主要参照了《我国糖尿病视网膜病变临床诊疗指南（2022年）》（以下简称《指南》）。

一、抗VEGF治疗DME

（一）抗VEGF治疗的药物选择

抗VEGF药物是中心视力下降CI-DME的一线治疗方法，单抗类或融合蛋白类抗VEGF药物均可有效治疗CI-DME。对于非中心凹的血管瘤引起的DME可以考虑局部激光光凝，严重者可行激光光凝和抗VEGF药物的组合治疗。

1. 抗VEGF药物的选择

现有证据中并未发现单抗类与融合蛋白类抗VEGF药物在CI-DME治疗中的获益和风险存在明显差异。因此，药物的选择需要结合患者的个体情况。对于视力较好的CI-DME患者，治疗的合理策略是随访观察，但是在实际临床工作中还需要结合患者的全身情况，如糖尿病病程、血糖控制情况、年龄、对视功能的需求、依从性、经济情况等，选择个性化的治疗方案。

DRCR.Net Protocol T研究对比了不同抗VEGF药物（1.25 mg贝伐珠单抗、0.3 mg雷珠单抗和2 mg阿柏西普）治疗基线BCVA较差（20/50～20/320）和基线BCVA较好（20/32～20/40）的CI-DME患者的疗效。研究结果显示，对于基线视力较好的CI-DME患者，3种抗VEGF药物在1年和2年的疗效均无明显差异。对于基线视力较差的CI-DME患者（≤20/50），第1年阿柏西普组、雷珠单抗组和贝伐珠单抗组患者视力分别提升了18.9、14.2和11.8个字母；第2年3组患者分别提升了18.1、16.1和13.3个字母，阿柏西普组的视力获益在第1年内优于雷珠单抗组（$P=0.003$）及贝伐珠单抗组（$P<0.001$），

第2年阿柏西普组及雷珠单抗组疗效无差别（$P=0.18$），但均优于贝伐珠单抗组（$P=0.02$）。

DRCR.net Protocol V研究首次针对视力较好的CI-DME患者（基线BCVA≥20/25）进行最佳治疗方案的探索，共有702例CI-DME患者随机进入每月注射阿柏西普2.0 mg组（阿柏西普组，$n=226$），局灶/格栅激光光凝组（激光组，$n=240$）和观察组（$n=236$）。如果在随访中激光组或观察组的患眼视力较基线下降10个字母以上，或连续2次随访中视力均较基线下降5~9个字母，则补充注射阿柏西普。第2年，阿柏西普组、激光组和观察组中视力下降5个字母以上的患者比例分别为16%、17%和19%，差异无统计学意义；3组中视力在20/20以上的患者比例分别为77%、71%和66%，仅观察组和阿柏西普组差异存在统计学意义（$P=0.03$）。因此，对于视力较好（视力为20/25及以上）的CI-DME患者，较为合理的策略是随访观察，仅当视力出现下降时才进行治疗。

2．抗VEGF药物的转换

尽管大多数DME患者在接受抗VEGF药物治疗后情况有所改善，但仍有一部分患者治疗后仍可能存在持续性黄斑水肿。DRCR.net定义持续性黄斑水肿为：在24周内至少接受4次治疗，且随访中OCT测得黄斑中央区厚度持续超过250 μm。一项对DRCR.net Protocol I研究的事后分析报告显示，在每月进行雷珠单抗治疗3年后，难治性DME的患病率约为40%。来自RIDE/RISE试验的综合数据显示，23%的接受雷珠单抗治疗的患者在研究期结束时仍有持续性黄斑水肿。

一项纳入了24项研究的荟萃分析发现，对于抗VEGF药物治疗应答不良或无应答的DME患者，在更换抗VEGF药物后可能会对解剖结构有所改善，但是对视力改善不明显。由于目前大部分的研究是回顾性分析，或者缺乏维持原抗VEGF药物治疗的对照组，在没有随机对照的情况下，无法确定因果关系。因此，针对抗VEGF药物治疗应答不良或无应答的DME患者（难治性DME），是继续维持原抗VEGF药物治疗还是推荐转换其他抗VEGF药物，《指南》暂未形成推荐意见。未来仍需要更高质量的随机对照试验阐明转换抗VEGF药物对于难治性DME的潜在作用。

（二）抗VEGF治疗DME的方案

规范的抗VEGF药物治疗对患者的预后十分重要。目前临床上针对DME所采用的抗VEGF药物治疗方案并不一致，主要包括：①起始负荷治疗后定期给药，包括每4周给药1次（q4w）和每8周给药1次（q8w）；②起始负荷治疗后必要时给药（PRN）方案，即在疾病再次出现活动性时给予抗VEGF药物治疗，而疾病无活动性时则采取每月随访观察；③起始负荷治疗后治疗并延长给药（T&E）方案，即每次随访时均给予抗VEGF药物治疗，根据疾病活动性决定抗VEGF药物治疗的间隔：如果疾病无活动性则延长注射间隔（2周或4周），如果疾病出现活动性则缩短注射间隔。针对中心视力下降的CI-DME患者，抗VEGF药物的早期、强化负荷治疗非常重要；而维持期采用定期给药、PRN还是T&E方案尚未统一，《指南》暂不形成推荐意见。

RESTORE和REVEAL研究提出雷珠单抗3+PRN方案。RETAIN研究是第1个比较雷珠单抗3+T&E与雷珠单抗3+PRN方案的研究。2年结果显示，雷珠单抗3+T&E方案的视力结果不劣于雷珠单抗3+PRN方案，接受T&E方案治疗的患者视力提升6.5个字母，而接受PRN方案治疗的患者视力提升8.1个字母；并且，T&E方案可减少46%的随访次数，但注射次数（12.8次）略多于PRN方案（10.7次）。

VIVID研究和VISTA研究则采用阿柏西普2q8w（2 mg，每8周注射1次）方案，与阿柏西普2q4w（2 mg，每4周注射1次）方案比较，阿柏西普2q8w方案可以在获得相似视力获益的同时，减少注射次数。

DRCR.net Protocol Ⅰ和Protocol T研究采用的方案为4～5+PRN，推荐对DME患者采取4～5个月加载剂量的强化治疗，一旦患者视力恢复到85个字母及以上和CRT降低至250μm以下，则进入PRN的随诊期；如果病情没有进一步改善，则继续维持治疗。Bressler等研究发现，每月注射抗VEGF药物1次，连续注射6次后58.5%～68.4%的DME患者水肿消除，并且在残存水肿的患者中，水肿处于相对稳定的状态，或随着时间的延长水肿减轻，视力仍有改善。因此认为，对DME患者采取起始4～5针的强化负荷治疗对控制、稳定病情非常重要。

康柏西普治疗DME的方案考虑先行每月1次、连续3～5个月的初始治疗，5 + PRN与3 + PRN方案治疗DME均具有较好的疗效，2种方案全年注射次数相当；5+PRN、3+PRN方案在PRN阶段，患者视力稳定的比例分别为88.2%、73.8%。

一项荟萃分析系统地将T&E、定期给药和PRN方案进行了比较，发现在12个月和24个月时，这3种给药方案在视力改善程度和解剖学结构的维持上都表现相似；在12个月时，T&E与定期给药方案之间的注射次数没有显著差异，但PRN方案在12个月时的注射次数更少（平均减少2.33次）。

多项重要的DMEⅢ期随机对照试验发现，定期给药方案在视力和解剖结构改善方面都显示了明显的效果。然而定期给药方案（尤其是每月给药）对患者、医生和医疗保健系统来说都存在一定负担。为了优化临床结果，T&E、PRN方案在一定程度上减轻了DME管理的负担和成本。PRN方案可减少注射次数，但需要基于疾病活动性决定是否治疗，需要频繁的监测随访。而T&E方案是一种个体化的治疗方法，患者在每次计划就诊时接受治疗，并根据每次疾病活动性调整治疗之间的间隔。在临床实际工作中，针对中心视力下降的CI-DME患者，抗VEGF药物建议做到早期、强化负荷治疗，采取5～6次的初始治疗方案；而维持期的治疗方案，需注重对患者病情的评估并考虑患者个体情况来进行临床治疗方案的选择，从而保证患者获得更大治疗效益。在治疗过程中也应注意关注患者心理状态，使患者有合理的心理预期。

二、抗VEGF治疗DR

（一）抗VEGF治疗NPDR和早期PDR

采用雷珠单抗治疗DME的2项Ⅲ期临床研究（RISE和RIDE）发现，在2年的研究期内，雷珠单抗治疗组有11.2%～11.5%的患者DR病变进展，而这一比例在对照组中为33.8%；经雷珠单抗治疗后，DR严重程度改善≥2级的患者比例显著增加。

采用阿柏西普治疗DME的2项Ⅲ期临床研究（VIVID和VISTA）发现，经阿柏西普治疗（2q4w和2q8w）的DME患者与激光治疗组比较，DR严重程度改善≥2级的患者比例显著增加（VISTA研究：37.0%和37.1% vs 15.6%，$P<0.0001$；VIVID研究：29.3%和32.6% vs 8.2%，$P\leq0.0004$）。事实上，激光治疗组因光斑遮蔽，DR病变程度的评估较困难。Recovery Study使用阿柏西普24个月的观察发现，DR患者病变严重程度获得改善，但是无灌注区的范围仍然在进展，提示对DR患者的观察除视网膜出血、渗出等指标外，还应关注无灌注区的发展。

相较于PRP治疗，抗VEGF药物治疗后出现周边视野缺损、因PDR继发并发症而接受PPV，以及出现DME的比例明显更低。由此推断，抗VEGF药物治疗可能是治疗重度NPDR和PDR的一个可行的替代或辅助手段。然而，在将这些发现应用于临床实践时，除了安全性和有效性结果外，还必须考虑随访频率、患者的依从性和医保支付能力等因素。PRP可以在3～4次就诊中完成，且PRP的费用低于抗VEGF药物治疗的费用。而抗VEGF药物治疗可能需要长期随访，且治疗费用相对较高，因此需要患者有良好的依从性。一旦患者无法定期随访接受治疗，可能会面临眼底病变加速进展的危险，且治疗存在一定的眼内感染风险。此外，虽然在第2年PRP治疗比抗VEGF药物治疗在周边视野的缺损更明显，但在治疗2～5年内，两组周边视野的损失都在进展，到第5年末没有差别。抗VEGF药物治疗后周边视野缺损的原因可能与糖尿病视神经病变进展、糖尿病视网膜病变缺血加重、抗VEGF药物治疗后减弱了VEGF对视网膜细胞的神经保护作用有关。另一种可能原因为抗VEGF药物可能在研究的第1、2年保护了PDR患者的视野损害，但随着注射次数的逐年减少，使得与PDR自然病程相关的视野损失变得明显。总之，这一结果意味着抗VEGF药物治疗无法逆转视野丢失的自然病程。虽然抗VEGF药物治疗可在一定程度上改善DRSS评分（减轻出血点、微动脉瘤、渗出等病变），并在一定程度上延缓无灌注区的进展，但在2年的随访中发现，抗VEGF药物治疗无法逆转无灌注区扩大的自然病程。因此，对于存在心脑血管意外风险、依从性不佳、因主观/客观因素导致无法定期随访的患者，结合药物经济学和我国目前的国情考量，PRP在控制DR、减少致盲上仍然具有非常重要的作用，仍应作为重度NPDR和PDR患者尤其是疾病进行性发展的患者临床治疗中的首要方法和"金标准"。

多项研究表明，与单独抗VEGF药物治疗或单独PRP治疗比较，抗VEGF药物联合PRP治疗在视力改善上有一定的获益。抗VEGF药物联合PRP治疗可在一定程度上提高PRP治疗效果，降低PRP激光能量和数量，减少PRP引起的周边视野损害，也可在一定程度上减少玻璃体积血，降低注射次数增加带来的医疗费用。对于Ⅳ期PDR，早期使用抗VEGF药物可在一定程度上减缓病变向Ⅴ期或Ⅵ期进展。对于因屈光间质混浊或其他原因暂时不能行PRP治疗的患者，可以先进行抗VEGF药物治疗。最近发表的一项回顾性队列研究表明，与先接受抗VEGF药物治疗，再接受PRP的PDR患者相比，先接受PRP再接受抗VEGF药物治疗的患者更容易因为出现玻璃体积血和牵拉性视网膜脱离而需要进行PPV治疗。《指南》推荐针对重度NPDR及不合并玻璃体积血和牵拉性视网膜脱离的PDR患者，且有视力下降者，相较于PRP治疗，有条件推荐单纯抗VEGF药物治疗（弱推荐，低证据质量）；而相较于单纯PRP治疗或单纯抗VEGF药物治疗，有条件推荐抗VEGF药物治疗联合PRP治疗（弱推荐，低证据质量）。

（二）抗VEGF药物治疗在PPV围手术期的应用

增生期进展性PDR的PPV适应证包括不吸收的玻璃体积血、PDR的纤维增生膜、视网膜前出血、视网膜牵拉以及牵拉性视网膜脱离、牵拉性孔源性视网膜脱离、玻璃体积血合并白内障、玻璃体积血合并虹膜新生血管等。PPV可以去除混浊的玻璃体、积血和纤维增生膜，使脱离的视网膜重新复位。

基于多项研究结果提示手术前抗VEGF药物治疗将有效减少手术时间及手术中出血量，降低医源性视网膜裂孔和手术后玻璃体再积血的发生率，提高术后视力。《指南》推荐：针对达到手术指征的PDR患者，相较于单纯PPV治疗，有条件推荐PPV联合抗VEGF药物治疗（弱推荐，低证据质量）。《指南》指出，对于达到手术指征的PDR

患者，PPV联合抗VEGF药物可带来手术后视力改善的中等收益。但在实施中需注意联合抗VEGF药物的用药人群与时机，抗VEGF药物的适应证人群为手术中、手术后存在出血风险的高危PDR患者，并注意手术前抗VEGF药物治疗有增加组织纤维化、加速牵拉性视网膜脱离发展的可能。从经济学角度考虑，联合治疗会带来一定程度的费用增加。

此外，《玻璃体切割手术治疗2型糖尿病视网膜病变专家共识（2024年）》（以下简称《共识》）推荐：PPV治疗前14天内或手术完毕即刻注射抗VEGF药物均可提高PDR患者的手术后视力，降低中央视网膜厚度，并有助于防止手术后近期发生玻璃体积血。因此，推荐PDR患者行PPV治疗时，在围手术期注射抗VEGF药物（中等推荐）。

该《共识》中列出了相关循证医学数据。在PDR合并玻璃体积血的人群中，荟萃分析（证据等级Ⅰ）结果显示，与单纯PPV相比，手术前联合抗VEGF药物治疗的患者具有以下优势：手术中出血发生率较低，医源性视网膜裂孔发生率较低，电凝使用率较低，硅油填充率较低，手术时间较短。RCT证据（证据等级Ⅱ）显示，与单纯PPV相比，手术前联合VEGF药物治疗者，其手术后1周及1个月、3个月的玻璃体积血发生率明显更低，手术后3个月视力改善程度更好，两者之间手术后视网膜脱离发生率无显著差异。

在PDR合并牵拉性视网膜脱离伴或不伴玻璃体积血的人群中，荟萃分析（证据等级Ⅰ）结果显示，与单纯PPV相比，手术前联合抗VEGF药物治疗者，手术中出血发生率较低，电凝使用率较低，硅油填充率较低，气体填充率和医源性视网膜裂孔发生率在两组间无统计学差异，手术时间较短，手术后视网膜脱离发生率较低，手术后早期出血（4周及4周内复发）发生率较低，手术后晚期出血发生率（4周以上复发）在两组间无显著差异，手术后视力改善程度较好。

3项RCT和1项网状荟萃分析比较了PPV完毕时联合抗VEGF药物与单纯PPV治疗PDR的临床有效性。一项网状荟萃分析（证据等级Ⅰ）纳入了26项RCT原始研究，包括1 802例需接受PPV治疗的PDR伴牵拉性视网膜脱离或不可吸收玻璃体积血的患者，比较了手术前1~5天、手术前6~14天、手术前>14天及手术完毕时注射抗VEGF药物的临床结局。结果表明，手术前注射抗VEGF药物与手术完毕时注射抗VEGF药物在BCVA、手术后玻璃体积血复发率和手术中出血发生率方面均无显著差异。1项RCT（证据等级Ⅱ）纳入了84例严重PDR患者（84只眼），所有患者均表现为不吸收的玻璃体积血和不伴牵拉性视网膜脱离的纤维血管增生。该研究将患者随机分为2组，试验组于手术前3~5天和手术完毕时均接受抗VEGF药物注射；对照组仅手术前3~5天接受抗VEGF药物注射。手术后1个月，试验组玻璃体积血发生率较低，BCVA较好，但手术后3个月、6个月，两组间玻璃体积血发生率和BCVA的差异均无统计学意义。手术后1个月、3个月，试验组中央视网膜厚度更薄，但手术后6个月两组之间无差异。总体而言，与仅在PPV前联合注射抗VEGF药物相比，手术完毕时联合注射抗VEGF药物对严重PDR患者手术后早期（1个月）的玻璃体积血、视力提升及手术后3个月内视网膜水肿具有较好的改善作用。另外2项RCT（证据等级Ⅱ）亦显示，相较于不注射抗VEGF药物，手术完毕时即刻注射抗VEGF药物可显著降低手术后24周或1年内患者的中央视网膜厚度，显著提高患者24周内的BCVA，并降低玻璃体积血复发率。

（孟倩丽）

参考文献

［1］CAO Y, LANGER R, FERRARA N. Targeting angiogenesis in oncology, ophthalmology and beyond[J]. Nat Rev Drug Discov, 2023, 22(6): 476-495.

［2］HANG A, FELDMAN S, AMIN A P, et al. Intravitreal anti-vascular endothelial growth factor therapies for retinal disorders[J]. Pharmaceuticals, 2023, 16(8): 1140.

［3］PATEL N A, ACABA-BERROCAL L A, HOYEK S, et al. Comparison in retreatments between bevacizumab and ranibizumab intravitreal injections for retinopathy of prematurity: a multicenter study[J]. Ophthalmology, 2023, 130(4): 373-378.

［4］JOUSSEN A M, RICCI F, PARIS L P, et al. Angiopoietin/Tie2 signalling and its role in retinal and choroidal vascular diseases: a review of preclinical data[J]. Eye(Lond), 2021, 35(5): 1305-1316.

［5］ZHOU B, LIN W, LONG Y, et al. Notch signaling pathway: architecture, disease, and therapeutics[J]. Signal Transduct Target Ther, 2022, 7(1): 95.

［6］鄢闻嘉, 罗德伦, 冯加劲, 等. 眼底抗血管内皮生长因子药物应用与创新[J]. 中华眼底病杂志, 2023, 39(8): 701-707.

［7］中华医学会眼科学分会眼底病学组, 中国医师协会眼科医师分会眼底病学组. 我国糖尿病视网膜病变临床诊疗指南(2022年)[J]. 中华眼底病杂志, 2023, 39(2): 99-124.

［8］ALSOUDI A F, WAI K M, KOO E, et al. Initial therapy of panretinal photocoagulation vs anti-

VEGF injection for proliferative diabetic retinopathy[J]. JAMA Ophthalmol, 2024, 142(10): 972-975.

[9] 中华医学会眼科学分会眼底病学组, 中国医师协会眼科医师分会眼底病专委会《玻璃体切割手术治疗2型糖尿病视网膜病变专家共识》专家组. 玻璃体切割手术治疗2型糖尿病视网膜病变专家共识[J]. 中华眼底病杂志, 2024, 40(9): 663-686.

第五章
糖尿病性视网膜病变的手术治疗

糖尿病性视网膜病变（DR）在晚期阶段，多合并严重的玻璃体积血，甚至视网膜脱离，通常需要进行玻璃体切割术（PPV），不当的处理可能会对患者手术后的视力恢复产生不利影响或引起并发症。如何以最合适的手术操作，使手术获益最大（最大程度地清除玻璃体的积血和增殖组织，同时对眼内正常组织的损伤最小），需要从对所用玻璃体切割机的认知、手术时机、手术方式、术中操作、填充物选择等方面全方位进行考量。

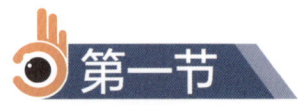

第一节

玻璃体视网膜手术设备的发展与应用

对于外科来说，手术设备的优劣程度直接关系到手术的效率和安全，在重度糖尿病性视网膜病变的手术治疗中尤其如此。糖尿病视网膜手术的最终目标是以最小的代价清除玻璃体腔积血，并最大限度松解增殖组织对视网膜的牵拉，在恢复屈光介质透明度的同时，让视网膜最接近正常的生理状态。糖尿病性视网膜病变具有高度的术式复杂性和术中不确定性，这就要求术者必须熟练掌握玻璃体视网膜手术设备的所有特性，在面对复杂多变的情况时，适时且恰到好处地利用多种手术设备以贯彻术者的意志。

一、玻璃体视网膜手术设备的发展

Graefe和Deutschmann等人在19世纪就首倡了玻璃体切除的概念，但限于当时的理论研究深度和器械制造能力，PPV在很长的时期内并未引起人们的兴趣。1915年，von Hippel首次报道了通过切除玻璃体成功治疗1例牵拉性视网膜脱离的患者。然后，在封闭式玻璃体切割系统被发明之前，PPV是通过"开天窗"（open-sky）方式进行的，主要是用于处理白内障手术的玻璃体并发症；某些眼底疾病，如糖尿病性视网膜病变继发玻璃体积血，只能通过创伤程度较大的术式来治疗，由于难度较大且并发症多发，所以绝大部分的患者并未能得到有效治疗。

来自于美国Bascom Palmer眼科研究所的Machemer通过不懈的努力，最终开启了现代玻璃体视网膜手术的全新局面。经过多次的动物眼实验，他意识到经睫状体平坦部进行玻璃体切割是最为理想的途径，并开创性地引入了持续性玻璃体腔灌注以预防眼球的塌陷。该封闭式玻璃体切割系统，根据其经睫状体平坦部的手术入路，被命名为我们现在熟知的PPV。

因PPV的出现和不断完善，糖尿病性视网膜病变的手术治疗，开始不断带来令人振奋的效果。在1970年4月20日，Machemer开展了全球首例PPV，该病例诊断为玻璃体积血，术中及术后并未出现明显并发症，术后视力恢复良好。

在接下来的10年里，玻璃体切割手术系统不断得到优化，从刚开始的玻璃体积血，PPV的适应证也逐渐拓宽，1975年，Connor O'Malley对Mechemer的玻璃体切割手术系统进行改良，形成了我们今日常用的"标准三通道"PPV系统。显微镜的改良，大力地推动了PPV的开展和普及，Parel在1974年发明了配备控制脚踏和X-Y轴的手术显微镜，给眼底手术创造了极大的方便。

从2002年开始，玻璃体手术迈入了微创时代，从20 G、23 G、25 G到27 G，越来越多的眼底外科医生选择更加微创的玻璃体切割系统代替传统的做法，玻璃体视网膜手术的安全性和有效性也得到了明显的提高。除此之外，各种眼内器械的发明和使用，如眼内剪、眼内镊、眼内激光光凝、眼内电凝、吊顶灯等，使得PPV变得更加安全快捷，糖尿病性视网膜病变手术的难度也进一步降低，各种术中并发症亦能得到及时的预防和处理。在常规的玻璃体视网膜手术设备之外，手术显像系统的持续优化，也为糖尿病性视网膜病变的手术提供了较大的方便，如三维立体成像系统可更加清晰地呈现病变组织，并可减轻术者头颈部的劳损；近年来，术中OCT可以实时呈现视网膜的层面形态，让术者可以更加准确直观地判断病变组织和正常组织之间的毗邻关系，若运用得当，手术的效率和安全性会得到明显提高。

二、玻璃体视网膜手术设备的应用

玻璃体切割手术系统，从狭义上讲一般被通称为玻切机，主要为眼底手术提供切割动力和照明光源，有多种品牌和系列可供使用，在经历了多次升级换代之后，现有玻切机的稳定性更强、功能也更齐全，可同时支持多种眼内操作，如视网膜激光光凝、眼内电凝、白内障超声乳化等。玻切机多采用文丘里泵提供动力，必须外接高压气体，使用文丘里泵最突出的优势在于，玻切刀开口所携带负压的开与关状态，可被术者灵活和即时地控制，避免因机器的延时而误伤眼内组织。广义的玻璃体切割手术系统还包括眼内镊、眼内剪、视网膜激光光凝、眼内电凝等其他相关的器械和设备，后续相关章节将予以详细说明，此不赘述。

玻切机最常用的3大套件包括灌注管、导光纤维、玻切刀；深入理解其背后的物理原理和设计逻辑，可以更好地指导我们完成糖尿病性视网膜病变的手术。

（一）灌注管

现在常用的玻切机多通过机器内置的主动加压装置，给灌注管中的水或气提供精准的压强，这种压强通过灌注管中水或气的传递作用在玻璃体腔中，以维持眼球的形状，便于术者进行安全的操作。在DR的手术中，由于患者本身眼底血液灌注已存在障碍，所以尤应注意灌注压强的准确和及时调节，灌注压过强将严重地影响眼底的血液灌注，导致持续的眼底缺血，这将明显影响患者的术后视力。术中应仔细观察是否有视神经乳头血管的搏动，若有应及时降低灌注压，以恢复眼底的正常血液循环。另外，在遇到难以自止的出血时，术者可短暂提高眼内灌注压，但应注意及时调整回正常水平，以免"矫枉过正"。

（二）导光纤维

在导光纤维进入眼内后，术者动态地调节其深度和角度，利用丁达尔（Tyndall）效应，充分显示出不同部位的玻璃体，同时使用玻切刀对玻璃体进行足量的切除。术者应严格注意导光纤维的亮度调节，在灯泡没有出现明显老化之前，一般不建议调节至高于机器设置亮度最高值的45%，以避免造成对视网膜的光毒性；在同时使用吊顶灯时，更加需要对亮度进行合适的调整。

（三）玻切刀

在糖尿病性视网膜病变的手术中，玻切刀的以下几大要素直接关系到手术的效率和安全性：①口径；②切速；③负压。理论上讲，玻切刀的口径越小，其对增殖膜的操作灵活度就越高，对正常组织的扰动就越小，但也容易造成效率的降低，所以术者应根据眼底的情况和自身的操作习惯，选择合适的口径。现多常用口径为25 G的玻切刀，27 G的玻切刀近年来也逐渐受到重视；玻切刀的切速越高，对正常组织的扰动也越小，术者可根据增殖膜的情况，通过玻切机的脚踏动态调整玻切刀的切速，现有的玻切刀切速最高可达20 000次/min；同时，负压的大小亦与手术的安全性密切相关，在糖尿病性视网膜病变的手术中，由于增殖膜通常与下方的正常组织粘连紧密，所以术者在施加负压时，尤应注意动态调整，从低至高尝试，不可因过分追求效率而造成不必要的医源性损伤。近些年，斜面玻切刀和双刃玻切刀的出现，给糖尿病性视网膜病变的手术提供了更大的便捷性。总之，术者使用不同类型的玻切刀和设置各项参数的根本原则就是在精准而安全的前提下，以较高的效率清除增殖组织。

（张钊填）

第二节

手术适应证及手术方式

一、糖尿病性视网膜病变的手术适应证

（一）无法吸收的玻璃体积血

增殖型糖尿病性视网膜病变（PDR）的特征是新生血管和纤维化。新生血管长入玻璃体内，纤维膜的收缩将会进行性牵拉新生血管，导致玻璃体或视网膜前积血或牵拉性视网膜脱离。玻璃体积血是PDR患者出现视力下降的主要原因之一。尽管全视网膜激光光凝术（PRP）在1970年的糖尿病性视网膜病变研究（diabetic retinopathy vitrectomy study，DRVS）中被证实是治疗PDR的标准方案，但在接受PRP治疗后的5年内，45%的患者发生玻璃体积血，19%的患者需要接受玻璃体手术治疗；接受PRP治疗后的10年内，需要接受玻璃体手术的患者高达33%。DRVS研究结果表明，25%接受早期玻璃体切割术（PPV）治疗的患者能够恢复到20/40或更好的视力，而只有15%接受PRP治疗的患者能够达到同等视力预后。最近的一项研究表明，随着手术技术的改进，接受PPV治疗的已部分吸收的玻璃体积血的患者中，87%在12个月时早期DR治疗研究ETDRS显示视力至少提高3行。目前的临床数据显示对于发生玻璃体积血的PDR患者，尽早行PPV治疗有利于改善预后，30天内接受手术者其术后1~2年内的视力预后相对较好；在行PPV治疗前或者手术完成时联合玻璃体腔注射抗VEGF药物也有利于改善患者的预后。

（二）牵拉性视网膜脱离

由于玻璃体视网膜粘连，纤维血管增生收缩并牵拉视网膜，导致牵拉性视网膜脱离的形成。大多数年轻的PDR患者由于没有发生完全玻璃体后脱离，更容易发生增殖膜牵拉，从而导致视网膜脱离。累及黄斑的牵拉性视网膜脱离是PDR患者主要的手术

指征之一。随着手术技术的提高及器械的改进，牵拉性视网膜脱离威胁黄斑也成为玻璃体手术的主要指征，但若无累及或无威胁黄斑的牵拉性视网膜脱离则可以暂时观察处理。当牵拉性视网膜脱离合并视网膜裂孔，无论是否累及或威胁黄斑，均应尽早手术治疗，因为这类患者视网膜情况往往进展较快。对于已经发生牵拉性视网膜脱离的PDR患者，术前是否需要行PRP治疗，手术医生须谨慎权衡，因为PRP可能会增加视网膜裂孔的风险。

（三）牵拉所致的糖尿病性黄斑水肿

由后极部玻璃体膜皱缩牵拉黄斑引起的糖尿病性黄斑水肿也是行PPV治疗的指征之一，手术可切除牵引成分，解除黄斑水肿。糖尿病临床研究网络（diabetic retinopathy clinical research network，DRCR）研究结果显示，28%~49%因玻璃体黄斑牵拉行PPV的患者术后视力有提高，但对于没有玻璃体牵拉的黄斑水肿是否行PPV治疗目前仍有争议。尽管有研究显示对于没有牵拉的难治性黄斑水肿行PPV治疗也有效，但考虑到目前抗VEGF药物及激素类抗炎眼内药物的广泛使用及良好的治疗效果，对于不伴牵拉的黄斑水肿，玻璃体腔注药仍然是首选治疗方案。

二、手术方法

PDR患眼手术的原则：清除玻璃体积血，解除牵拉，剥离纤维血管膜，排出视网膜下液体，平伏视网膜，行眼内PRP，对于周边视网膜牵拉明显的患者也可以考虑联合巩膜外垫压，特别是对于有晶状体眼患者。

（一）玻璃体切割术（PPV）

PPV治疗最早在1970年用于玻璃体积血的患者，首先建立三通道巩膜穿刺口，3个巩膜穿刺口通常分别位于颞上、颞下和鼻上象限，颞下象限穿刺口一般用于放置灌注导管，成人巩膜穿刺口位于角膜缘后3.5~4 mm，小儿巩膜穿刺口位于角膜缘后2.5~3 mm。当导光纤维和玻切头进入玻璃体腔后，可直接行核心部的混浊玻璃体切除。玻璃体后脱离是PPV治疗中重要的环节，特别是在糖尿病性视网膜病变患者，若无法判断是否完全后脱离，可行玻璃体腔注入曲安奈德（triamcinolone acetonide, TA）混悬液，然后用玻切头负压抽吸，进而完成玻璃体后脱离。在导光纤维的照明下，再逐渐切除周边的玻璃体，特别是在行前部PPV时，要注意保护晶状体，避免形成医源性裂孔。

（二）牵拉性视网膜脱离的处理

玻璃体积血易导致眼内纤维蛋白形成，这为纤维血管增生提供了支架，手术的目的就是解除这些纤维血管膜与视网膜的牵拉。通常，若视网膜表面存在纤维血管膜则在手术中容易出血，因此不能简单地从视网膜表面剥离，否则会导致出血和视网膜撕裂，可以采用膜分割（在垂直切割剪刀或玻切头的帮助下，将增殖膜分割成小片段来释放四周牵引力，然后迂回切割，留部分很小残余物无须完全切除，可钉在新生血管中心）和膜清除（从视网膜表面去除纤维血管组织，保留部分玻璃体后皮质有助于通过前后牵引将视网膜前膜抬起，从而便于剥离视网膜前膜）技术清除增殖膜。两种技术的合理应用有利于保护视网膜结构的完整性，降低手术过程中视网膜裂孔的发生率。

（李涛　周立军）

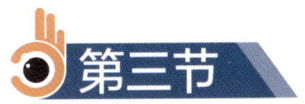

手术时机的选择

玻璃体切割术（PPV）通常用于经过抗VEGF药物或全视网膜激光光凝治疗后仍存在持续病情活动的病例。此外，近来也有学者提出对存在玻璃体牵拉的非高危PDR患者也可考虑早期行手术治疗。

一、严重不吸收的玻璃体积血

严重不吸收的玻璃体积血是指经过系统的药物治疗，玻璃体积血长期不能吸收。1990年开展的糖尿病性视网膜病变玻璃体切割术研究（DRVS）表明，玻璃体积血早期（1~6个月）行PPV治疗相较于晚期（1年）行PPV治疗视力预后更好。随着微创玻璃体手术设备和手术技术的进步，手术并发症在逐步减少，手术安全性不断提高，玻璃体积血的手术时机也在提前。目前普遍认为，在无全身禁忌证、血糖控制良好的条件下，玻璃体出血1个月不吸收就可考虑玻璃体手术治疗。

二、黄斑前致密积血

黄斑前致密积血是指出血限制在黄斑前局限性脱离的玻璃体后皮质与内界膜之间的间隙里。部分黄斑前积血可自行吸收，也可能突破玻璃体后皮质进入玻璃体腔，随着玻璃体后皮质脱离范围增大而播散，也可能长期不发生变化。与玻璃体积血一样，药物治疗1个月不吸收的黄斑前积血可行PPV治疗，以预防黄斑牵拉性脱离的发生。

三、牵拉性视网膜脱离

（一）黄斑脱离

当牵拉性视网膜脱离累及黄斑时，是及时手术干预的指征。

（二）威胁黄斑的牵拉性视网膜脱离

尽管牵拉性视网膜脱离局限在黄斑外，约14%的黄斑外牵拉性视网膜脱离在1年内发展成牵拉性黄斑脱离。因此，当黄斑外牵拉性视网膜脱离有扩大到黄斑的风险时，建议早期手术治疗。

（三）牵拉性合并孔源性视网膜脱离

不管黄斑是否脱离，牵拉性合并孔源性视网膜脱离进展迅速，在无全身手术禁忌证的情况下应尽快手术治疗。

四、牵拉性黄斑水肿

牵拉性黄斑水肿是指黄斑前增厚绷紧的玻璃体皮质对黄斑牵拉导致的黄斑水肿。由于存在玻璃体后皮质牵拉，此类黄斑水肿在经过标准的抗VEGF治疗后，水肿也难以完全消退。手术的目的是清除玻璃体后皮质，解除其对黄斑的牵拉，促进黄斑水肿消退，进而改善视力。

五、血影细胞性青光眼和溶血性青光眼

血影细胞性青光眼是指眼内出血后红细胞变性成为血影细胞，前房内的血影细胞或通过破裂的玻璃体前界膜进入前房的血影细胞不能通过小梁网，阻碍了房水外流，引起眼压升高，多发生于玻璃体积血后约2周。这类青光眼需联合前房冲洗和PPV治疗才能完全解除。

溶血性青光眼是指眼内出血后，含血红蛋白的巨噬细胞、红细胞碎片阻塞小梁网，阻碍了房水外流，引起眼压升高，多发生于大量眼内出血后数天到数周。这类青光眼具有自限性，主要用药物控制眼压和伴发的炎症。当最大剂量降眼压药物也不能控制眼压时，可行PPV治疗。

六、早期DR行PPV治疗的探索

对于PRP和抗VEGF药物治疗不能完全控制疾病进展的PDR患者，往往需要行玻璃体手术。严重的玻璃体积血和牵拉性视网膜脱离是当前PDR相关并发症行PPV的主要手术指征，能够在一定程度上挽救患者视力，但一旦疾病进展到晚期，特别是黄斑受累时，术后视力预后往往较差。随着PPV的进步，并发症大大减少，手术安全性不断提高，近年来有学者提出早期DR可行PPV治疗。研究表明，玻璃体状态是影响DR进展的重要因素。一项针对403例糖尿病患者的3年随访观察发现：无玻璃体后脱离（PVD）组44%的患者出现DR进展，不完全性PVD组全部患者出现DR进展，完全性PVD组无患者出现DR进展，提示完全PVD是DR的保护因素，而无PVD或不完全PVD的DR患者可能从PPV中受益。Berrocal等人提出，根据玻璃体状态将重度NPDR和PDR患者分为2类——完全PVD、部分或无PVD。对于完全PVD眼，可以选择PRP治疗，或者在患者依从性良好的情况下使用抗VEGF治疗；而对于无PVD或部分PVD眼，则可选择PPV或PPV联合PRP。在PDR的疾病进程中，对不同患者进行PPV的最佳时机选择仍值得探讨。尽管已经有学者提出对DR患者进行早期手术干预，但目前相关研究少且多为回顾性研究，未来还需要更多的前瞻性研究来回答这一问题。

（李涛　林壮玲）

导致血糖升高。由于上述激素增加引起脂肪分解作用增强，游离脂肪酸浓度增高，可抑制由胰岛素刺激的葡萄糖摄取和限制葡萄糖转运活动中的骨骼肌细胞内信号级联反应。肿瘤坏死因子-α干扰葡萄糖转运蛋白-4受体的合成或易位，减低了外周组织对葡萄糖的摄取。手术的应激反应可能导致应激性高血糖；麻醉和手术可使原有代谢紊乱恶化，甚至出现急性并发症。麻醉、失血和抗感染用药有可能使原来处于边缘状态的心、肾功能失代偿发展。手术复杂性增加，住院期延长、感染及死亡的风险增高。

其次，糖尿病反过来亦会对手术造成相当的影响：手术及麻醉意外风险增加；组织修复能力减弱，切口不愈合；免疫功能下降，易发生感染（全身、局部）；增加发生低血糖的风险。而且糖尿病可导致：①微血管病变。肾脏病变可引起肾功能不全。②大血管病变。心血管病变可引起心肌缺血、充血性心力衰竭、心律失常、高血压；脑血管病变可引起暂时性脑缺血、脑梗死、脑出血等；周围血管病变可引起动脉栓塞、深部静脉栓塞等。

二、围手术期血糖控制目标及方案

糖尿病围手术期风险评估包括以下要点：病史和查体，血常规、尿常规、生化八项、肝肾功能、凝血指标、胸片、心电图，术前检查糖化血红蛋白HbA1c，血糖（空腹和餐后2h）、4段随机血糖监测。注意尿糖、尿酮体、电解质，必要时可做血气分析，根据结果对患者各方面的状况和功能进行综合评价。其中高风险因素包括：术前空腹血糖（FBG）>13.9 mmol/L；年龄>65岁，合并心血管疾病或肾功能不全；病程>5年；手术时间>90 min或全麻。

根据《中国成人住院患者高血糖管理目标专家共识》（2013年），对于普通大、中、小手术，术前FBG应控制在10 mmol/L以下，餐后血糖控制在12 mmol/L以下，或HbA1c<8.5%。对于急诊手术，如存在血糖水平>10 mmol/L，应予胰岛素纠正，同时注意有无酸碱、水、电解质紊乱。对于精细手术（如整形、眼科手术等），建议采用严格控制标准。《玻璃体切割手术治疗2型糖尿病性视网膜病变专家共识（2024年）》建议PDR患者在PPV前血糖尽可能控制在6.0～10.0 mmol/L，为预防低血糖，血糖允许值可放宽至13.9 mmol/L，以避免低血糖（<3.9 mmol/L）和酮中毒的发生。

（一）术前血糖管理

对于病情轻、患病时间短、没有严重的糖尿病并发症的患者，若施行的是小型手术，不需要改变原来的口服降糖药物治疗方案。但若施行的是中、大型手术，而患者本身是糖尿病长期患者，平常血糖控制不稳，或是合并有严重的糖尿病肾病导致的肾功能不全，需要透析的患者，应该于术前使用胰岛素控制血糖，待稳定血糖后再行手术。另外，若糖尿病患者拟行全麻手术，术前需禁食，亦需在术前改用胰岛素调整血糖。胰岛素治疗方案为：三餐前短效胰岛素+睡前中长效胰岛素，或使用预混胰岛素每天2次，具体剂量根据血糖水平调整。因此，术前监测血糖是必须的。若血糖相对平稳，可监测4段血糖（三餐前+9PM），若血糖不稳定，需测三餐前、餐后2 h及睡前血糖，必要时测凌晨血糖。对于需要行急诊手术的糖尿病患者，术前监测血糖，若血糖偏高，需检测酮体水平。对于血糖偏高的患者使用胰岛素治疗，若血糖很高，可使用小剂量胰岛素静脉滴注或微量泵推注［0.1U/（kg·h）］，并密切监测血糖，观察血糖以每小时4~6 mmol/L的速度下降，当血糖降到13.9 mmol/L，酮体消失，血气分析提示无酮症酸中毒情况下方可开展急诊手术。对于术前禁食的患者要暂停原来的餐前胰岛素，可静脉滴注葡萄糖+胰岛素，按一定比例使用可平稳血糖同时补充能量。

（二）术中血糖控制

对于小型手术，由于手术时间较短，可保持患者正常进食和术前降糖方案，绝大部分情况下并不需进一步特殊处理。对于中、大型手术的患者，由于手术时间长，全麻患者术中应予静脉补充葡萄糖并配以一定比例的胰岛素以控制血糖平稳。可采用双通道法或极化液法。双通道法是指开通2个静脉通道，一个通道静脉滴注葡萄糖，另一个通道使用微量泵推注胰岛素或静脉滴注胰岛素。此方法可灵活调整胰岛素用量，更容易调整血糖水平。极化液法是使用葡萄糖+短效胰岛素+氯化钾（10%葡萄糖500 mL+短效胰岛素10U+10%氯化钾10 mL）静脉滴注。但此方法不是个体化的，不是为精细血糖控制设计的。如果血糖很高，需重新配制加入更多胰岛素，极化液可能会加重低钠血症。对于全身麻醉的患者，应每0.5~1 h测一次血糖，根据血糖水平调整胰岛素用量。全身麻醉患者一般由麻醉师监测血糖及调整胰岛素用量，手术医生一般不用太担心。但若是局麻下行复杂的、需时较长的玻璃体切割手术，主刀医生一定要在手术的同时兼顾如何根据血糖水平调整胰岛素使用的问题。

（三）术后血糖管理

对于小型手术的糖尿病患者，手术后继续沿用原血糖治疗方案，无须更改，部分患者会有一过性血糖升高波动，可临时加用一次短效胰岛素帮助控制血糖。对于中、大型手术的患者，手术后需继续监测血糖水平，根据具体情况调整胰岛素用量。如对于糖尿病患者行复杂玻璃体视网膜手术后，由于应激反应及术中使用地塞米松球结膜下注射，血糖几乎都会升高，需要及时调整胰岛素用量，必要时请内分泌科协助处理。

三、特殊合并症处理

糖尿病患者在围手术期除了以上控制血糖方面，还有全身并发症需要重视，比如患者合并有糖尿病肾病、肾功能不全导致的肾性高血压是比较难以控制的，必须请肾内科协助处理。临床上我们可见到平时血压控制还算平稳，当术前散瞳及患者紧张时，导致血压短时间内飙升，收缩压可以从140 mmHg迅速上升到170～180 mmHg，当躺到手术台上时，收缩压甚至会升到200～210 mmHg，特别是局麻下拟行玻璃体视网膜手术时。当出现此情况时需停止手术，及时请心血管内科会诊，调整降血压药物的使用，待血压控制平稳后才能安排眼科手术。

很多糖尿病患者后期因进入糖尿病性肾病尿毒症期，需要行透析治疗。此类患者在拟行眼科手术前需在术前最后一次透析治疗后进行血常规、肝肾功能、电解质、凝血功能的检查，并评估心血管疾病、高血压状况。若术前血压明显增高，有可能是容量超负荷所致，可以通过调整透析来控制。糖尿病性肾病尿毒症期患者常会在围手术期出现液体和电解质紊乱，特别要注意的是高钾血症，因其会导致心律失常，发生死亡的风险明显增高。对于此类患者，在围手术期必须请肾内科及心血管内科会诊协助处理。

当糖尿病患者合并心血管疾患，需要植入冠脉支架或进行心瓣膜置换术，他们会使用到抗血小板或者抗凝药物，在行眼科手术时，会增加手术中出血的风险。对于此类患者，术前应请心血管内科会诊，复查凝血指标、血小板聚集率、心功酶、心肌二项、心电图及心脏彩超。对于拟行玻璃体腔注射抗VEGF药物的患者，一般无须停药；对于拟行玻璃体视网膜手术的患者，可选择在术前5～7天使用肝素桥接治疗，待凝血指标、血小板聚集率恢复正常后再安排眼科手术。

糖尿病患者在眼科手术围手术期的一个重要目标是控制感染的发生风险。由于糖尿病患者抵抗力较一般患者差，容易受到外部或内源性感染，部分患者更是因为糖尿病足感染导致皮肤及软组织感染。因此，术前要详细检查，排除感染因素才能安排手术。对于有感染风险的糖尿病患者，术前半小时内可预防性应用抗生素。在手术过程中要注意无菌操作，手术切口要缝合使其确切闭合，避免因切口闭合不佳致眼压偏低、细菌进入眼内引起眼内感染的发生。临床上由此引起眼内炎的例子并不少见，特别是出现在微创玻璃体视网膜手术的免缝合切口或白内障手术中的角膜自闭切口闭合不良的时候。因此当术中发现切口密闭性不够好时，缝合切口会减少很多后续的问题。另外，术后要注意眼部清洁换药，使用抗生素滴眼液、眼膏可有效控制术后感染的发生。

（黄中宁）

第五节

玻璃体切割仪手术参数设定

在玻璃体视网膜手术中，经常需要对玻璃体切割仪的多种参数进行调整以适应不同疾病及不同手术流程的需要。对于糖尿病性视网膜病变，因其手术的复杂性和难度均显著增大，需要对各种参数进行适当的设置。如果参数设置合理，将为手术的精准和效率带来极大的帮助，是完成高质量手术的设备保证，相反，如果参数设置不恰当，不仅手术效率减慢，甚至可能出现意外的并发症。不同的切割仪器参数设定可能有所不同，但基本原则一致。手术过程中需要用到的仪器参数，主要为以下几个方面。

一、玻璃体切割速率的设定

玻切头的切割能力是整个玻璃体切割仪的核心，包括其切割效率与切割精度。在运转方式上，其切割头的切割方向或为往返式（较为主流）或为旋转式。在切割头开口大小固定的情况下，切割的效率主要受到开合比和切割头锋利程度的影响，当速率较高的时候，其开合比下降，效率就降低，但精度会增加，主要用于周边视网膜部位玻璃体的切割，当下最新的玻切头的切割速率可以达到20 000次/min。在切割速率低的时候开合比增大，效率会提高，主要用于轴心部玻璃体的切割。为了增大开合比，有玻璃体切割仪厂商开发了气动玻切头改为电动玻切头的设计，一定程度上保证了在提供高切割速率的同时开合比没有显著下降。同时，也有不少厂家研发出双向切割头，不仅切割速率加倍，而且开合比的影响也显著降低，比如5 000次/min的切割速率，其效果相当于10 000次/min的切割速率，大大提高了玻璃体切割手术的精度和效率。不同厂家的玻切头的锋利程度有所差别，这与玻璃体切割头的运作方式以及仪器性能和所用材质有关。

二、玻璃体切割过程中负压水平的设定

玻璃体切割术（PPV）的过程中，负压的高低对手术的效率有显著的影响。如果负压设定较高，效率自然增大，但危险性可能也随之增加；负压设定较低，危险性降低，但效率会降低。因此，设定一个合理的负压区间，在不同的状况下使用不同的负压就显得比较重要，通常在手术过程中会设定最小负压和最大负压。术中实时负压完全由术者的脚踏来控制，通常玻璃体切割仪的脚踏板以线性方式控制负压，脚踏踩到底就为最大负压，轻踩脚踏就可以启动负压。通常设定最低负压可为10 mmHg或20 mmHg；最大负压可以设定为机器的最大负压，如650 mmHg。负压区间较大时，需要术者有较好的操控能力。对初学者来讲，最大负压不一定要设为仪器的最大值，可以根据自己的手术能力逐步增加。不同的切割仪器对其负压的精准控制也存在差异，需要术者熟练自己所用玻璃体切割仪的性能，这可以弥补仪器方面的不足。

三、照明亮度的设定

术中视野的照明亮度对手术的操作影响显著。在比较好的照明亮度下，可以对病灶进行精准的切除。但光亮度也不宜过强，太强的光照可能会引起视网膜的光毒性反应，也减少照明灯泡的寿命，以能够看清楚且不刺眼为宜。不同的仪器，其所用的照明光源有所不同，所用光源的亮度通常不宜超过机器最大照明亮度的80%，在实际应用当中，具体比例通常由灯泡的亮度、使用时间和光纤的传输能力等决定，有的机器30%的光照亮度已足以满足手术的需要。术中尽量避免光线较暗，否则病变和正常组织很难分辨清楚，会出现不必要的操作失误。不同的设备其照明光纤的设计、光照的颜色、照射的范围都存在差异，如果术中配合吊顶灯的辅助，可达到对手术视野无死角的全方位的照明，这对糖尿病性视网膜病变手术来讲是值得推荐的。

四、眼内灌注压的设定

玻切手术过程中保持恒定的眼内压，对手术安全的重要性是不言而喻的，较低的灌注往往不能够满足高负压高效率切割手术的需要，在糖尿病性视网膜病变手术中甚至会造成出血。而较高的灌注压，无疑为视网膜和视神经的血液供应带来了负面的影响，尤其对于糖尿病性视网膜病变患者，让本已经缺血的视网膜和视神经雪上加

霜。当前的玻璃体切割仪使用重力式或主控式眼内灌注，常用灌注压的设定数值为30 mmHg。对于糖尿病性视网膜病变患者，部分学者认为采用更低的灌注压设置有更好的术后效果。值得一提的是，术中因为止血或其他方面的需要，往往会临时升高眼压，有的玻璃体切割设备具备一键升高眼压的功能，可以达到60 mmHg。应特别小心升高眼压的时间不宜太长，尽管短期的眼压高峰对视功能影响不大，也要控制在1 min以内，尽量减少视网膜缺血的损害。

五、电凝能量的设定

眼内电凝在糖尿病性视网膜病变手术中是非常常用的功能，其原理是电场产生热能，产生烧灼效应使蛋白变性。给予不同的能量（低热度电凝所产生的效能引发组织收缩，而高温灼热可使组织即刻坏死离解并无收缩作用，产生切割效能）引起血管收缩止血或蛋白变性，以达到视网膜止血或视网膜切开的需要。通常16%的电流强度已满足临床需要，但对于一些特殊部位，比如接近黄斑区的视网膜或视神经乳头的出血往往需要更少更精准的能量，对于比较凶猛的出血往往需要更大的能量。有的玻璃体切割仪具备了比例式电凝的功能，术者可根据需要将脚踏踩在不同位置来输出能量，可以做到无痕电凝或高效止血，此部分内容将在后续章节有进一步描述。

六、气液交换中气体压力的设定

部分玻璃体视网膜切割手术需要用到玻璃体切割仪的气液交换功能，气体压力大小对手术的效率及手术的精度有显著影响。气体压力太小，手术效率会变低；而气体压力太高，在提升手术效率的同时往往也伴随着风险。通常气体的压力设定在40 mmHg，对一部分切口密闭性存在问题的患者可能需要更高的气体压力设置才能满足需要，而对于使用眼内笛针进行精细操作的一些病变，比如黄斑裂孔、游离内界膜瓣等，设定16~20 mmHg的眼内压可能更加安全。在推注硅油的过程中，往往也需要将眼内压设定为16 mmHg，在提高推油效率的同时也减少出现眼内压过高的情况。

七、硅油推注抽吸参数的设定

现今的玻璃体视网膜手术仪都具备硅油的自动抽吸与推注功能。硅油的推注压力通常设定在机器的较大值,如70 mmHg。抽吸硅油的负压通常设定在机器的最大值,如650 mmHg。推注与抽吸的压力数值与脚踏板的踩压深度有关,为线性控制。实际应用当中需要特别注意的是在硅油即将注满,或者硅油即将抽吸完毕的时候要给予最小的推注压力或抽吸负压,以免造成眼压过高或眼球塌陷虚脱的发生。

八、激光参数的设定

部分玻璃体切割仪具备了激光模块,术中可一键切入激光治疗。通常激光治疗受到激光能量、曝光时间、光斑大小这3个最基本参数的影响。在术中进行激光光凝时,激光的能量和曝光时间与眼外所用没有差别,但光斑的大小与光纤头端和视网膜的距离、光纤对输出光束的控制能力(不同厂家光纤之间存在差异)有关。能量通常从100 mW开始,根据光斑的颜色逐渐增加或减少,曝光时间可以设定为0.1 s,以减少术中光纤移动过慢造成的光斑拖尾现象,光纤头端和视网膜的距离可以灵活掌握,距离视网膜近,通常能量更为集中,距离较远,能量分布更广,光斑往往也会偏大。

九、眼内晶状体超声粉碎参数的设定

晶状体超声粉碎系统一般用于处理白内障术中坠落到玻璃体腔的比较硬的晶状体和/或玻璃体手术需要联合摘除较硬白内障的患者。超声粉碎针头一般直径0.89 mm,前端呈30°斜面。因白内障超声乳化手术的发展,以及越来越多玻璃体视网膜手术医生对白内障超声乳化机器操作能力的提高,而且通过白内障超声乳化手术摘除晶状体具有更高的人工晶状体囊袋内植入以及保留晶状体后囊膜的优势,使得玻璃体切割手术中超声粉碎晶状体核的操作在临床中越来越少,在此不再赘述。

(张良)

第六节

玻璃体视网膜手术器械及台面准备

"工欲善其事，必先利其器。"一台成功的微创玻璃体手术离不开良好的手术设备和完备的手术器械。术者、助手、手术室护士、供应室人员等要对手术器械的保养维护和清洗灭菌有充分了解，而术者和助手更是要对手术器械的性能、使用方法和术前、术中台面的准备和整理熟悉掌握，才能保证手术的安全顺畅。本节将对玻璃体视网膜手术器械和台面准备进行详细介绍和讲解。

一、玻璃体视网膜手术器械

（一）清洗与灭菌

显微器械精密小巧、尖端易损坏错位，应轻拿轻放、正确清洗。首先对器械进行分类，普通器械可使用机械清洗，而精密复杂的器械应采用手工清洗，特殊器械则需遵照生产厂家提供的说明指导进行清洗维护。清洗后进行消毒，首选机械热力消毒，器械浸泡于90 ℃以上的软水、纯化水或蒸馏水中不少于1 min，后在70～90 ℃温度下干燥处理，管腔类器械使用高压气枪或95%乙醇进行干燥。干燥后应对器械进行检查、保养和打包，最后进行灭菌。预真空压力蒸汽灭菌最常使用，不耐湿热物品可使用环氧乙烷或过氧化氢等离子低温灭菌。急用器械可选择小型蒸汽灭菌器快速灭菌，注意密闭运输。

（二）玻璃体视网膜手术器械包

提供广东省人民医院器械包作为参考（图5-6-1），表5-6-1为器械包内容详细名目。

第五章 糖尿病性视网膜病变的手术治疗

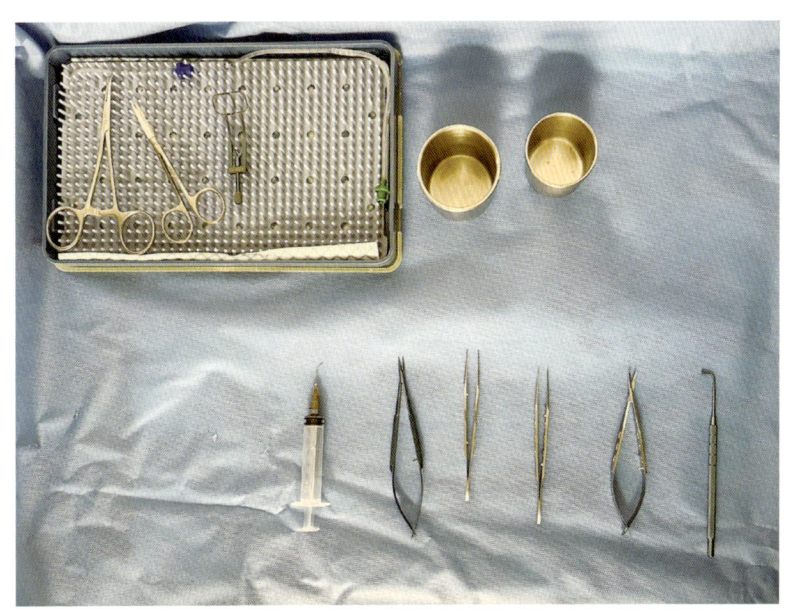

图5-6-1 玻璃体视网膜手术器械包

表5-6-1 玻璃体视网膜手术器械包内容详细名目

器械	规格	数量	作用
开睑器	螺旋式	1	开睑
弯血管钳	长125 mm	1	固定管道或线路
眼科直钝剪	长100 mm	1	修剪手术贴膜
显微有齿镊	105～114 mm	2	夹取组织，辅助操作
显微持针器	弯型8～10 mm 长100～125 mm	1	缝合切口
显微角膜剪	刃长12～16 mm	1	修剪组织
巩膜定位器	长120 mm	1	术中顶压周边视网膜
不锈钢杯	40 mL/50 mL	各1	装水

（三）玻璃体切割机

世界上第一台功能较为齐全的玻璃体注吸切割器诞生于1970年；25 G套管系统2002年开始使用，因此出现了经结膜不缝合玻璃体手术；自2005年起微创玻璃体手术成为主流。玻璃体切割机主要有切割、抽吸、灌注和照明4种功能。

（1）切割和抽吸　玻切头主要用于切割和抽吸，分为旋转式和往返式（推进式）2种类型，而往返式较为安全，减少了缠绕牵拉和对眼内组织的冲撞，因此临床上使用更多。切除频率和吸力（即负压）要根据术中情况实时调整，切除液化的玻璃体时选择较慢的频率和较强的吸力；胶冻状玻璃体适合用较快的频率和较低的吸力。抽吸主要依靠眼内压与抽吸管内压之间的压差形成的牵引力，眼内压一般术中较为稳定，而管内压则取决于切割的速度和吸力，高切速会降低牵引力，高负压则增加牵引力，因此贴近视网膜时要采用低负压、高切速的设置。目前最新的Aadvanced ULTRAVIT玻切头切速可高达10 000次/min，高速玻切降低了对视网膜的牵拉和扰动，斜面设计较平面玻切头更能贴近视网膜进行精细化操作。

（2）灌注　作用在于填充眼内液、维持眼内压，目前大多为独立灌注系统，采用重力灌注，通过灌注瓶的高度调节灌注压，或者采用动态眼内压控制技术。

（3）眼内照明　目前使用独立导光纤维系统，光导纤维由PMMA制成，常用的是前端平台的光导纤维，光线均匀弥散。注意使用眼内照明时应尽量减少对黄斑区的直接照明以避免光源性损伤。

（四）配套

其他眼内器械以25 G微创玻璃体切割器械为例进行介绍，包括巩膜穿刺刀、视网膜镊/剪、前膜剥离器、笛形放液针、眼内电凝刀、吊顶灯、角膜接触镜等（表5-6-2）。

表5-6-2　25 G微创玻璃体切割器械

器械名称	描述	使用
巩膜穿刺刀	制作巩膜切口，刀尖三角形，分为带/不带自闭阀	刀尖指向眼球中心，防止晶状体和玻璃体基底损伤
视网膜镊/剪	夹取或剪切视网膜前膜或增殖膜，前端形状各异	根据疾病、部位、膜的厚薄选择不同的镊/剪
前膜剥离器	前端呈铲形、钩形，粗细不一，有90°、130°、165°不同弯曲角度	根据前膜厚度、范围、粘连松紧程度选择
笛形放液针	用于经眼内排出视网膜下液，前端带有软胶管保护视网膜，但管径小效率较低（区别于回流针，前端不带软胶管，排液效率高）	手指交替按压/松开手柄软管侧边的小孔，松开时经小孔排水，按压时眼内液不再流出
眼内电凝刀	用于视网膜止血、视网膜切开、造孔	轻轻接触视网膜，视网膜变灰白、白
吊顶灯	源于玻切手术中双手操作的需求	通过第四通道免缝线固定于睫状体平坦部

（续表）

器械名称	描述	使用
角膜接触镜	带边型，灌注型，普通型	放置方法：靠边缘吸附力固定，缝合底座，助手手持固定
激光探头	探头类型：直型激光探头、弯型激光探头、可调节带照明激光光纤	使用时注意使用显微镜激光滤光片或佩戴护目镜

二、玻璃体视网膜手术台面准备

"磨刀不误砍柴工"，玻璃体视网膜手术设备需要连接各种管道与配套器械，如灌注、光纤、电凝等，种类繁多、功能不一、颜色多样，管道与连接线错综复杂易纠缠打结，如果摆放混乱不仅会影响设备的正常运行，还会导致术野混乱干扰术者操作。而且玻璃体手术在暗室中进行，整洁、有序、合理的台面准备和器械摆放不仅有助于手术高效顺畅进行，也避免了术中器械取放和传递造成术者和助手的误伤。

（一）手术布类

玻璃体手术管道线路繁多，灌注、冲洗涉及大量流动水，宜使用特殊定制的一次性防水布料进行铺巾。图5-6-2为广东省人民医院设计的玻切手术布类。

（二）管道及线路布置

（1）助手与巡回护士交接管道时尽量在宽敞空间进行，避免误触周边物品。注意预留足够长度的管道和连接线，保证玻切头等器械在操作时不受牵拉和限制，接触了非无菌区的部分不能再放回无菌台面。

（2）在确认护士将管道接头插入相应设备后逐条理顺管道和连接线，避免纠缠、卷曲和弯折。管道线路连接完毕后务必以血管钳或者布巾上自带的魔术贴进行固定（图5-6-3）。

（3）其中灌注管的固定尤其要注意需粘贴牢固，避免术中松动使灌注头滑脱导致灌注中断，同时松紧要适宜，预留管道太短会牵拉眼球旋转影响手术视野（图5-6-4）。

（4）手术正式开始前要对管道进行测试，如出现液流循环不畅、异常声响或漏水等情况，请务必重新检查管路是否受压卷曲及接口松紧，排除故障，最大程度避免手术进程中反复更换管道。

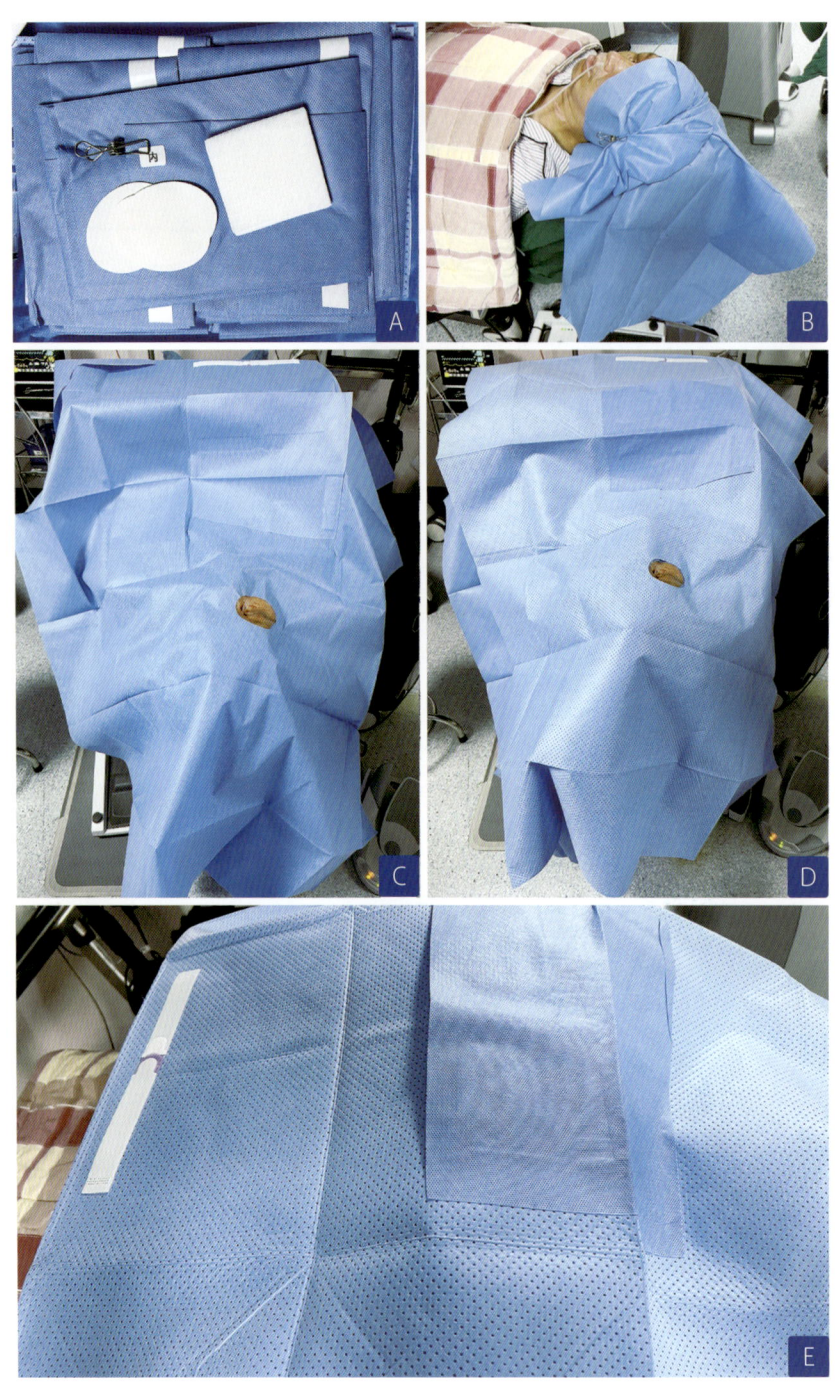

图5-6-2 玻切手术专用布类

A. 一次性铺巾。B. 包头巾及固定夹子。C. 第一、二层铺巾。D. 第三层防水铺巾。E. 第三层防水铺巾上的管道固定魔术贴。

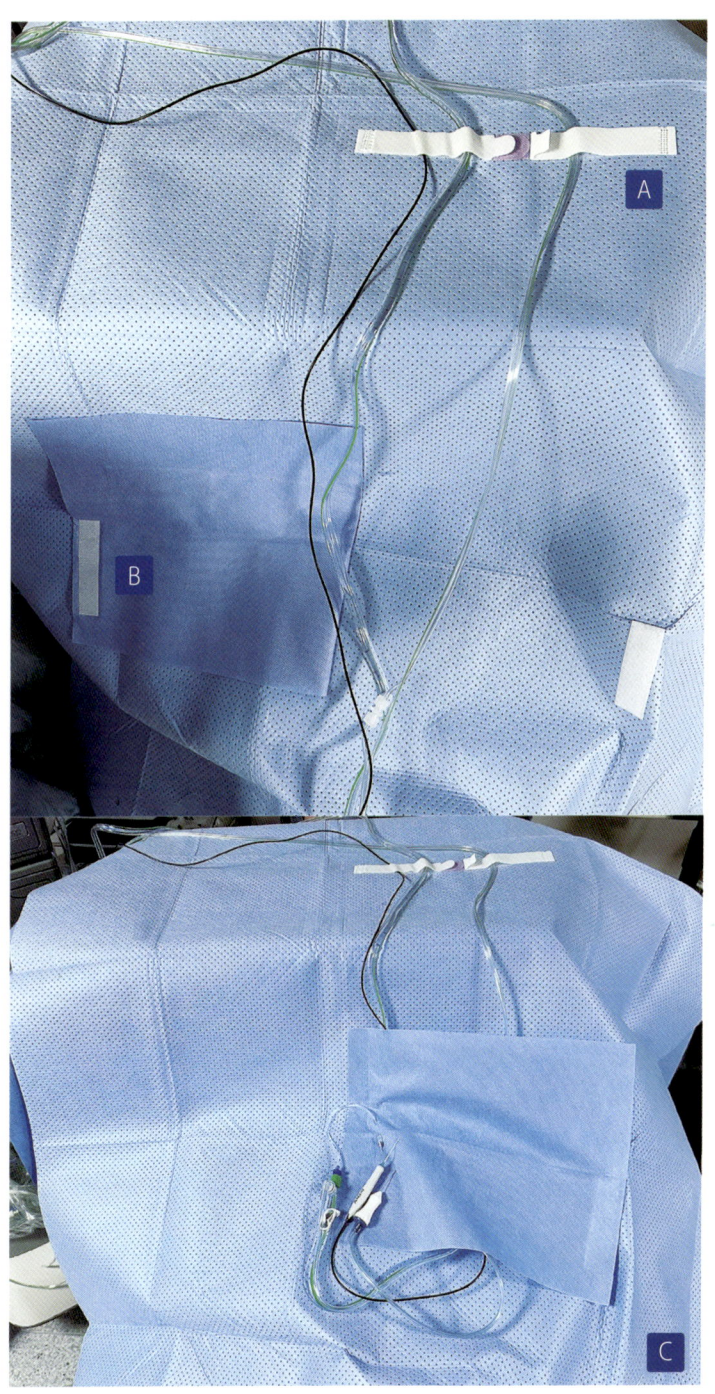

图5-6-3 管道和线路的固定

A. 第一道魔术贴固定管道。B. 第二道魔术贴及档布用于遮盖各种管路。C. 完成接管后用第二道魔术贴及档布遮盖管路,避免术中管道受牵拉或影响操作。

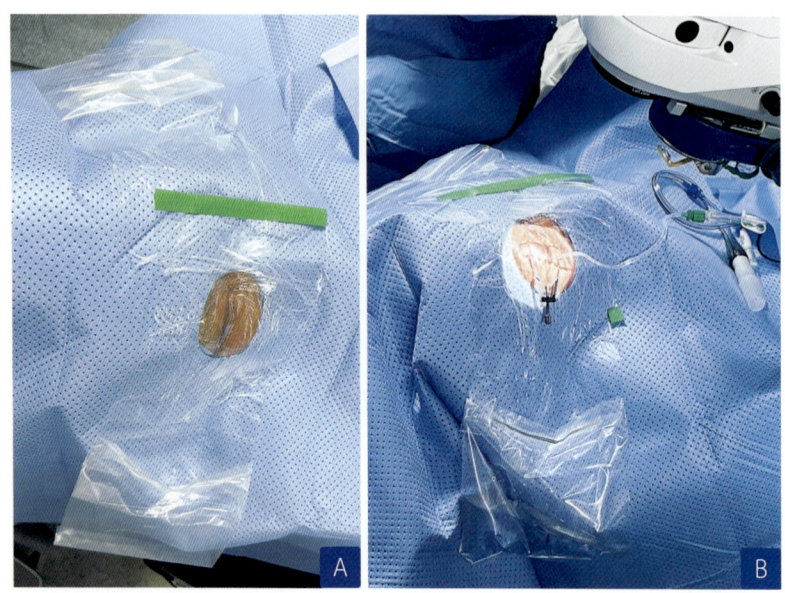

图5-6-4 灌注管的固定
A. 贴膜。B. 灌注管用胶带妥善固定于贴膜上。

（三）台面准备与整理

整洁的台面和有序的器械摆放是手术高效顺利进行的保障。虽然每位术者对摆台都有自己的偏好和习惯，但总体应把握以下原则。

（1）安全　玻切手术需使用针头、穿刺刀、剪刀等锐器，且在暗室中进行，因此器械的管理首先要遵守安全原则，避免职业暴露和损伤。针头和穿刺刀使用后要套盖或者弃入锐器盒，暂时不用的剪刀、带线针等器械先置入器械盒或放于台面不易接触的地方。

（2）有序　按使用的顺序或频率由左向右或由近到远将器械依次排开（图5-6-5），使用完毕后及时归位。对于术中新上台的器械、损坏或有故障的器械需做好标识，手术结束后及时与巡回护士交接核对。

（3）整洁　器械摆放尽量整齐，尤其器械数量多时要及时整理，使用过的棉签或纱布等污物需及时丢弃，切勿堆放于台面。取下的包装盒或固定套集中放置于远离器械的角落。不锈钢杯装水后尽量远离频繁触碰的区域，避免取放器械时碰倒。若水杯不慎倾倒，应及时更换或加垫无菌布，保证台面干燥及无菌。

（4）器械维护　玻切手术的显微器械精密度高，价格昂贵，容易损坏，因此术中需注意器械的保护，避免尖端朝下摆放，用完及时回套保护盖，轻拿轻放，避免粗暴丢弃于台面。

第五章
糖尿病性视网膜病变的手术治疗

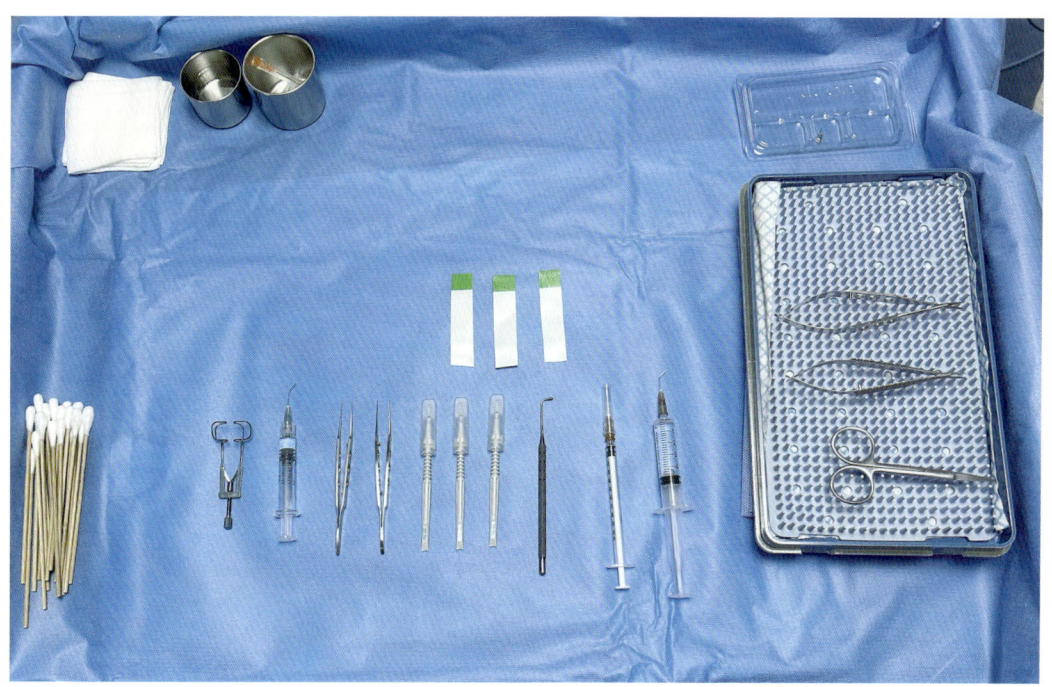

图5-6-5　台面布置

（梁安怡）

第七节 吊顶灯的应用

随着玻璃体视网膜手术设备和技术的不断进步，术中照明方式也经历了从手持导光纤维到免持式照明系统的变革。吊顶灯（chandelier lighting）是一种安装于睫状体平坦部、无须手持的眼内照明系统，为术者双手操作提供了便利。这项技术在复杂的糖尿病性视网膜病变手术中发挥了关键作用，不仅能改善术中视野，还可减少术者因单手持光纤而产生的疲劳和不便。

一、吊顶灯应用的优势

玻璃体切割术中吊顶灯的使用极大地提升了手术的质量，对复杂的糖尿病性视网膜病变手术尤其适合，不仅提高了手术的效率和精度，也弥补了既往单手操作所难以完成的动作。随着微创玻璃体手术中广泛采用广角观察系统，多家公司都开发了自己的吊顶灯照明系统，以提供固定、广角和均匀的玻璃体腔内照明，从而在手术期间获得对视网膜的充分可视化（图5-7-1）。吊顶灯辅助照明可以实现安全精准的双手操作，术者拥有良好的全景视野，甚至实现完全免除助手操作配合。在玻璃体基底部的玻璃体切除时，术者可以自己进行巩膜外顶压，实现更可控、更平滑的周边部玻璃体切除。

在复杂的增殖型糖尿病性视网膜病变（PDR）玻璃体手术中，使用吊顶灯照明可以解放术者握持光纤的手，使用双手操作技术，用一手握持镊子抓住膜，另一手使用玻切头或者视网膜剪进行膜的剥离和切除。在PDR手术中止血往往是影响整个手术进程的重要环节，吊顶灯辅助下双手操作可以一手进行出血的吸除，一手握持眼内电凝进行精确的电凝止血。此外，在一些玻璃体浓厚积血、红光反射不佳的前后联合手术中，先放置吊顶灯可以提高白内障手术过程中的能见度，减少后囊破裂的风险。

二、吊顶灯操作的注意事项

如何利用好吊顶灯，操作上还是需要注意以下几个方面。

（1）吊顶灯位置的放置　通常放置在没有安放三通道的鼻下象限，也可放置在6点钟或12点钟的方位（图5-7-2），以方便操作和更有利于照明病灶为原则。

（2）吊顶灯光纤在眼内的长度　因为是光纤尖端发光，太长的长度容易造成灯下黑，也容易损伤眼内组织和干扰手术，太短则容易脱出甚至穿不透睫状体组织，因此光纤在眼内2～3mm为宜，现在较多厂家所配吊顶灯光纤已固定眼内光纤长度，较好地解决了此类问题。

（3）吊顶灯光纤在眼内的角度　这往往是较多术者忽视的问题，角度不好，不仅光利用减少，而且病变照明不理想，甚至干扰术者视野，解决办法是将吊顶灯光纤指向球心略偏后极方向。

（4）其他　手术过程中助手也可以转动光纤，改变其眼内的朝向，获得更多的照亮区域。

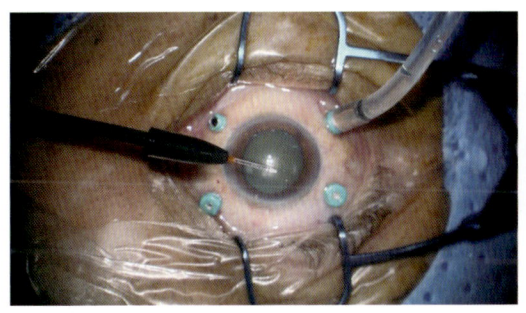

图5-7-1　Alcon公司的吊顶灯照明光纤头端，材料为不锈钢304和PMMA

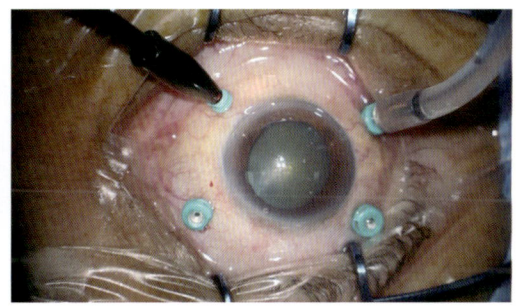

图5-7-2　一般将吊顶灯安置在鼻下象限，将吊顶灯光纤指向球心略偏后极方向

（曹丹　张良）

第八节 术中出血控制

在糖尿病性视网膜病变（DR）的玻璃体手术中，给整个手术带来最大困扰的是术中的出血。如果能够有效止血甚至不发生出血，这种被认为是最复杂的玻璃体视网膜手术的困难会少很多，而且并发症也会大大减少。因此，控制术中出血是一个值得高度重视的问题。

一、DR玻璃体手术出血的预防

如何控制出血？首先是想办法预防出血的发生。对于需要进行视网膜玻璃体手术的患者，术前必须重视能够造成术中出血的发生或加剧出血的因素，全身因素方面主要是血压升高和抗凝血药物的应用，而在眼局部则是抗VEGF药物的术前合理应用。

（一）高血压的控制

血压升高对术中出血有显著的影响。保证术中平稳的比较理想的血压特别重要，通常舒张压不要超过90 mmHg，收缩压不要超过160～180 mmHg。对于焦虑紧张的患者，可以术前给予镇静治疗，尽量少静脉给镇静药，静脉给药虽然起效快但容易引起呼吸抑制，口服和肌内注射安全很多，肌内注射鲁米那是最安全的，也可以在手术前一天的晚上口服安定或舒乐安定，但需要注意此类苯二氮䓬类药物通过肝脏CYP450 3A4代谢，影响CYP450 3A4的咪唑类抗真菌药物如酮康唑等会引起过度镇静。也有不少患者，上台之前血压控制尚可，但由于恐惧往往躺在手术台上后血压飙升，数值远超上述标准。对于这类患者，多年来作者按照与心血管医生沟通后采取的用药方案，获得了较好血压控制，即准备卡托普利片25 mg/片，舌下含服半片或1片，该药属于血管紧张素转化酶抑制剂，对紧张导致的血压升高，非常有效，而且安全。对于不合作或顽固血压升高的患者，全身麻醉是最好的选择，尤其是在增殖严重新生血管活跃的患者，因手术中出血难止极易陷入被动。

（二）术前抗凝血药物的应用

很多DR患者同时合并肾脏或者心脏问题，不少患者都在使用波立维、华法林或阿司匹林等抗凝血类的药物。是否暂停抗凝或抗血小板类的药物是个有争议的话题，一份在英国和爱尔兰的调查显示只有9%的外科医生会在糖尿病性玻璃体切割术和视网膜切除术中停止抗凝治疗，但在印度，对术前停用抗血小板药物有着强烈的共识。我们在临床上确实看到有未停用抗凝药的患者术中活动性出血经久不止。

对于DR行PPV治疗，围手术期抗凝或抗血小板治疗的调整尚无指南或共识。仅有的眼科手术相关的共识是白内障手术不需要停止抗凝治疗，因为这被认为是出血风险最小的手术。文献显示长期使用抗凝或抗血小板药物、冠心病的存在和年轻是与术后玻璃体积血相关的3个独立因素。因此术前如果有条件的话，在与内科医生沟通后可以短暂停用这些抗凝血类的药物，通常华法林停用5天，阿司匹林停用7天，或者使用桥接方案，也就是停用华法林期间可考虑使用低分子肝素过渡治疗。低分子肝素桥接治疗常用于透析患者或糖尿病慢性肾病患者围手术期，在确保抗凝效果的同时，可降低出血发生风险，目前已有临床研究证明使用低分子肝素既不增加术后出血率，亦可有效预防血栓形成。具体的桥接方案，可在内科医生的指导下进行。

（三）抗VEGF药物的术前应用

抗VEGF药物减少术中出血的作用已被眼科医生广泛认可，尤其是对于增殖活跃的DR。前期研究表明，术前抗VEGF治疗可显著减少术中出血量，缩短手术时间，从而改善手术效果。《我国糖尿病性视网膜病变临床诊疗指南（2022年）》明确指出：针对达到手术指征的PDR患者，相较于单纯PPV治疗，有条件推荐PPV联合抗VEGF药物治疗。现有的抗VEGF药物种类均具有良好的预防术中出血的作用。在药物注射后的3~7天，其抗新生血管的作用最强，尤其在3天左右，也是进行玻璃体视网膜手术的最佳时机。注射超过2周之后，其减少术中出血的作用会降低，甚至加剧增殖的可能。研究显示玻璃体积血患者眼内注射抗VEGF药物后玻璃体内纤维连接蛋白和纤维蛋白原浓度升高，可能促进PDR患者的纤维-纤维连接蛋白络合和纤维化，甚至引起视网膜脱离。这在糖尿病控制较差，糖化血红蛋白较高（>10.6 mmol/L）的患者会比较明显。

二、手术过程中出血的控制

手术过程中的出血虽然难免,但秉持一些理念和操作技巧,还是能够将出血的影响控制在最小范围。

(一)努力让出血不发生

在开始进行玻璃体手术的时候,患者的出血通常是静止的,很少看到活动性的出血。应该秉持这样的一个理念:术中的活动出血,多是因为我们不恰当的操作所引起的,归为医源性出血也不为过。因此需要我们做手术的时候特别细心和耐心,避免过多的操作或暴力操作。究其出血来源,主要是一些新生血管芽被切断后引起的出血,或者牵拉增殖膜的时候造成血管壁破裂引起的出血。这些出血点可以来自新生血管,也可能来自原有的视网膜血管。如果术前尚能看到眼底,可结合眼底照片、眼底血管造影或者光学相干断层血管造影(OCTA)发现新生血管的位置和分布,对手术有一定的帮助。

(二)有计划的手术步骤

手术开始之后,可先进行轴心部玻璃体切除,必要时对晶状体后的混浊玻璃体切割,以保证良好的手术视野【视频5-8-1】,但特别注意勿损伤晶状体,避免增加未在计划之内的晶状体手术,通常采取先吸拉混浊玻璃体向后,远离晶状体,然后切除。对于糖尿病患者的玻璃体状况,由于后玻璃体皮质前囊袋(PPVP)的边缘部与视网膜粘连较紧,后部与前部玻璃体状况可显著不同,如图5-8-1所示。"拦腰切断"前后部玻璃体是一个较为有效和取巧的操作【视频5-8-2】,可将相对少病变的周边部视网膜和病变严重的后极部视网膜显露出来。

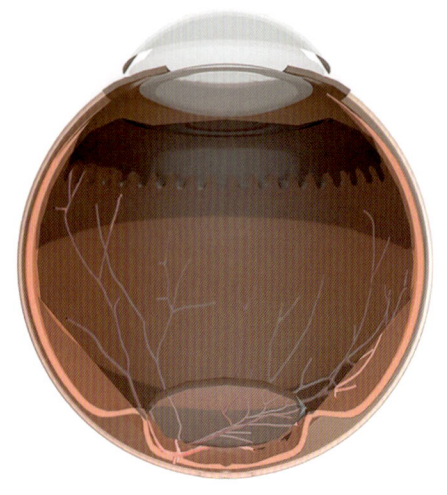

图5-8-1 PPVP的囊袋边缘部与视网膜粘连示意图

（三）小心谨慎的玻璃体后脱离操作

在其他眼底手术中的制作玻璃体后脱离的常规动作，在DR患者中却可能会引起显著的出血，原因是来自视网膜的新生血管长入了玻璃体，新生血管的发生可如图5-8-2所示。过度的牵拉会拉破这些新生血管，广泛牵拉甚至造成多处的点状出血，犹如狼烟四起一样，此时手术就会特别被动，会顾此失彼，因出血干扰视野，操作欠准确，又引起更多的手术创伤。如何应对这种情况？术者可试探性地进行后脱离操作，尤其是不明确有新生血管的地方，如果有出血，及时给予止血，然后再进行下一步的操作。如果是非常细小的出血点，部分患者的出血会自动停止，对于有凝血障碍或血压很高的患者，往往较为困难。及时止血是很重要的，否则会形成较大的血凝块，处理这些血凝块可能会造成视网膜的意外损伤。另外一种出血是较为显著的出血，往往是由于动作幅度较大或者粗暴拉破大的血管壁【视频5-8-3】所造成的，应对的办法是尽量使用"原位切割"的方法，即将病变切除就好，不做过多牵拉操作，是术者用玻切头去抵近病灶切除，而不是把病灶吸引或者拉扯过来切除。部分患者的出血会在视网膜下，术中应尽可能地将凝血块取出【视频5-8-4】。对于术前充分抗VEGF治疗，而且没有较厚增殖膜的DR患者，也可以做到令人满意的大范围玻璃体后脱离【视频5-8-5】。

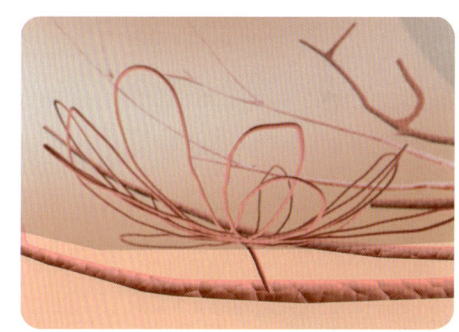

图5-8-2 新生血管自视网膜静脉发出进入玻璃体腔示意图（王子诚供图）

（四）合理使用电凝

DR术中的出血几乎是不可避免的。通常情况下，术中出血需要电凝止血。电凝止血高效，但是我们必须看到电凝止血本身又带来损伤，会造成视网膜的凝固坏死，对视网膜修复（过度胶质增生）和视功能恢复方面都带来显著影响，这和我们提倡的尽量减少手术创伤的理念是相悖的。要明白低热度电凝可引发组织收缩产生止血效能，而高温灼热可使组织即刻坏死，因此需要我们对出血部位进行精准电凝，即在止血的同时，不造成过多视网膜的损害。可从以下几个方面去着手：①发现出血点就尽快给予电凝，不过多期望自动止血；②电凝时尽量避开出血的干扰，如果有干扰存在，原本低能量的电凝就能达到要求，因为出血干扰会使用过量的电凝，势必造成更多的视网膜组织损害；③电凝时出现的白色凝固斑，并非越显著越好。部分玻璃体切割仪可以提供比例式电凝，根据术中损伤的大小和出血的多少，给予不同的电凝能量，从而达到既止血，又没有过多的视网膜损伤，甚至没有电凝斑出现这一最为理想的状态，也可以称之为"无痕电凝"，这对术者提出了极高的操作要求【视频5-8-6】。

在需要精准止血的操作中，吊顶灯的应用是值得推荐的，术者可以双手操作，一只手持玻切头或笛针对活动性出血进行引流，另一只手持电凝头电凝，非常方便地避开了出血的干扰，使出血点清晰暴露，确保实现精准电凝【视频5-8-7】。

（五）视神经乳头出血的控制

术中视神经乳头出血是一个相当棘手的问题。最常使用的电凝止血在视神经乳头出血的时候受到严重限制，但可以从以下几个方面进行操作：①升高眼压是一个可选用的方法，尤其是出血汹涌，或者需要进行器械换手操作时，为了防止出血扩大，遮蔽出血点，可以进行升高眼压的操作。具备一键升高眼压功能的设备就特别方便，通常情况下眼压升高的时候，出血不再继续，但过高的眼压会对可能已有的糖尿病性视神经病变带来不利影响，文献显示与眼内压45 mmHg组相比，眼内压90 mmHg组神经元丢失的数量和小胶质细胞的激活明显增加。眼压升高时不出血是暂时的，往往眼压降低以后又会继续出血。②视神经乳头有顽固性出血时，有时可以使用笛针或者玻切头在出血的地方进行按压止血，经常会有较好的止血效果【视频5-8-8】，在使用玻切头按压的时候，注意不可用力过大，以免造成更多的机械性损伤。③特别顽固的出血，也可以放之任之，停止眼内所有操作，经过一段时间就会形成视神经乳头上的凝血块，手术结束时，将凝血块进行修剪，在要接近出血点时停止，避免出血再次发生，这也可以称为"以时间换空间"【视频5-8-9】。

（张良）

视频5-8-1
晶状体后混浊
玻璃体切除

视频5-8-2
拦腰切断
前后部玻璃体

视频5-8-3
剥膜粗暴致大血
管壁破裂出血

第五章 糖尿病性视网膜病变的手术治疗

视频5-8-4
取出视网膜
下血凝块

视频5-8-5
糖尿病性视网膜
病变术中制作完
全玻璃体后脱离

视频5-8-6
糖尿病性视网
膜病变术中的
"无痕电凝"

视频5-8-7
玻切头吸引
电凝止血

视频5-8-8
笛针硅胶头压迫
视神经乳头止血

视频5-8-9
视神经乳头出血的
"以时间换空间"

第九节
视网膜增殖膜去除

不同于其他疾病所致的玻璃体混浊，在积血或混浊被清除以后，视网膜受到的影响相对较小，增殖型糖尿病性视网膜病变（PDR）的玻璃体手术显然复杂得多。其他疾病所造成的增殖性玻璃体视网膜病变（proliferative vitreoretinopathy，PVR），相对于PDR，其程度和范围、增殖膜与视网膜的粘连程度都显得相对简单，较为容易清除。这主要是由于形成增殖膜的细胞成分的不同，PDR增殖膜以内皮细胞增生为主，通常伴有血管增生，而PVR膜以胶质细胞增生为主。更为重要的是，在清除PVR的同时，不会造成更多出血，因为这些增殖膜内或者视网膜表面没有新生血管，在清除增殖病灶以后，视网膜的牵拉得到有效的缓解，视网膜的活动度增加，原有的疾病可以得到较好的治疗。而对于PDR患者来讲，采取什么样的清除增殖膜的方法，既能顺利去除增殖膜，又可减少牵拉或损伤造成的出血，甚至是视网膜破裂，其手术技巧特别值得探讨。

PDR的玻璃体手术，因增殖的程度和方式多种多样，需要特别关注以下几个方面。

一、膜状增殖物的切除

非膜状增殖较易行玻璃体切除，而切除膜状增殖物是对术者的一大挑战。在术前曾行激光治疗或抗VEGF治疗的患者，不仅因为眼内VEGF浓度下降，术中出血减少，而且这些患者玻璃体会出现Crunch综合征（详见第二章第二节），增殖膜的剥离相对容易很多。在未曾行激光或抗VEGF治疗的患者，或者部分因增殖严重即使已经进行过激光或抗VEGF治疗的患者，增殖膜与视网膜粘连紧密，剥膜时极易发生视网膜破裂，而且新生血管丰富、容易出血，让术者畏首畏尾。同时因粘连紧密，甚至很难找到可以插入器械进行剥膜的空间，对于这类情况，可按照如下方法进行操作。

（一）寻找空间

尽量寻找视网膜与增殖膜之间有桥状连接的地方，用玻切头小心将连接切断，之后可看到被异常牵拉的视网膜一定程度地舒展开来【视频5-9-1】，然后再将被松开后的增殖膜（孤岛状）尽量切除干净。

（二）制造空间

（1）情形一　有部分增殖膜与视网膜虽然粘连，但并不十分紧密，可以利用双手操作剥膜，一只手持视网膜镊进行提拉，另外一只手持玻切头边分离边切割，此操作似乎可以更高效切除增殖膜【视频5-9-2】。

（2）情形二　有部分增殖膜与视网膜之间没有任何空隙，可尝试在不同位置将玻切头从视网膜和增殖膜之间插入，边钝性分离边前进，通常情况下都能够完成，而且出血较少，将切割头上面的增殖膜切开【视频5-9-3】，反复操作可将增殖膜变为小片状或者孤岛状再切除【视频5-9-4】。

（三）利用设备负压提拉剥除增殖膜

片状增殖膜，也可以利用玻切头的抽吸功能（切割关闭），对增殖膜进行提拉剥离，然后尝试从不同的方向或角度将其蚕食切除【视频5-9-5】，注意利用设备提供的低负压高切速模式进行精准切除，勿伤及视网膜或血管。这种提拉剥膜的技术也可以切除较大片的增殖膜【视频5-9-6】。

（四）增殖膜尽量切除干净

切除增殖膜的时候，因受到增殖膜所在位置的影响，有时需要用玻切头从最有利的角度对其切除，可以左右手交替握持玻切头进行切割。对于周边部位的膜状增殖物，也尽量切除，必要时进行顶压暴露增殖膜，但需注意可能对晶状体造成损伤。增殖膜切除干净是能够进行有效眼内光凝的前提，也是防止术后并发症的重要环节。若视网膜下增殖影响视网膜复位，应在电凝辅助下进行视网膜下增殖膜剥除【视频5-9-7】。

二、视神经乳头增殖膜的处理

视神经乳头前的增殖膜处理，看似简单，因为视神经乳头不像视网膜那么容易被拉破，实则最为棘手，原因在于视神经乳头增殖膜剥除的出血相当难处理，甚至让术者束手无策。在操作时可从以下两个方面着手。

（1）当视神经乳头前的增殖膜与视神经乳头粘连比较疏松　这种情况一般切除没有太大问题，出血也相对较少。

（2）当视神经乳头前的增殖膜与视神经乳头粘连紧密　不必进行增殖膜的彻底清除，可保留少许残膜，这些残膜对术后整个视网膜病变的控制以及视力的恢复都不会有显著的影响。至于残留多少，通常是尽量接近视神经乳头切除，这样一方面不会有太多的增殖膜残留，另外，即使残膜有少许出血，可以使用前文的"无痕电凝"的方法，给予少量电凝即可止血【视频5-9-8】。

三、合并血管阻塞的菲薄视网膜的处理

部分PDR患者，合并有静脉或动脉血管的闭塞，造成相应区域的视网膜较周围的视网膜明显变薄易破。在手术的时候需要给予更多的耐心和精细的操作，可遵循先易后难的原则，将这种特别容易发生问题的视网膜放在最后处理。

四、合并孔源性视网膜脱离的处理

在PDR手术的过程中，必须尽力避免形成视网膜裂孔，然而部分患者由于过度增殖造成的牵拉，视网膜已经自发形成了裂孔，可合并局部或广泛视网膜脱离。对于有裂孔但尚未形成脱离者，在裂孔附近的操作需十分谨慎，切记勿过度牵拉裂孔边缘，以免出现视网膜脱离，尽可能早地在裂孔周围进行光凝，通常可以避免视网膜脱离。对于合并视网膜脱离者，同样需要在裂孔周围谨慎操作，避免视网膜脱离扩大【视频5-9-9】。对于较广泛脱离者，在清除视网膜增殖膜的时候，注意剥膜牵拉引起出血的发生，需要进行小心剥离（慢动作剥离）和及时止血。对于没有裂孔的牵拉性的视网膜脱离，在解除牵引后，视网膜通常都能够自行复位，术毕也不需要填充气体或硅油。复位时间因病变程度不同而变化，多者可达数月。

五、再次手术术中增殖膜的处理

（一）二次手术中增殖膜的处理

对于需要再次进行玻璃体手术的DR患者，往往合并有大且厚的增殖病变。不同于初次手术的增殖性改变，由于初次手术的炎症和损伤，眼内的成纤维细胞和胶质细胞大量增生，使得继发的增殖膜极其坚韧，要彻底剥除甚至是不可能的。这种情况的发生，往往是由于初次手术时手术损伤较大，而且恢复过程中炎症持续存在，同时也意味着用常规方法已不可能处理，尽量解除该增殖膜对周围正常组织的牵拉，不强求彻底切除，进行孤立就好。

（二）继发增殖膜的预防

采取以下方法有助于减少这种继发增殖膜的发生：①初次进行玻璃体视网膜手术的时候，玻璃体视网膜膜的增殖部分尽可能切除干净。②较为彻底的玻璃体后脱离，可以有效预防继发性的增殖病变。③玻璃体手术准备结束的时候可以将眼内灌注关掉，观察5~10s，看有没有活动性出血的存在，如果有，一定要彻底止血【视频5-9-10】，避免术后发生视网膜上的凝血块，这些出血机化吸收以后，往往会造成一些增殖性病变。④初次手术的时候不要造成视网膜的破损，破损又会造成明显的出血，不可避免又会用到过量的电凝能量。需要牢记的是：术中视网膜被拉破并不可怕，可怕的是视网膜的缺损，将继发显著的增殖。

六、玻璃体后脱离

玻璃体的状况与PVR的发生有显著的关联（详见第二章）。在增殖性病变相对较轻的高龄人群中，玻璃体液化和后脱离显然起到了重要的保护作用。有研究者发现对没有发生增殖性病变的患者进行玻璃体切割术，与DR自然病程比较，手术阻止了中心凹无血管区进行性扩大和视网膜浅层血管丛血流密度的下降，可能有助于延缓DR病程进展，因此术中进行彻底的玻璃体后脱离就显得非常有价值。然而对于PDR患者，实现完全的玻璃体后脱离存在很大困难，主要因为：①糖尿病患者的玻璃体较正常人群与视网膜粘连更紧，增多的胶原纤维交联及糖基化终末产物会加重玻璃体视网膜之间的粘连，不容易剥离。②在玻璃体视网膜界面，存在大量的新生血管，随着玻璃体的剥离，血管也被拉破出血，进行较大范围玻璃体后脱离操作，很可能出血点此起彼伏。因此，对于此类患者，如果进行后脱离操作，宜从局部开始逐步扩大范围，要保证已脱离区域的病变已经处理到位，没有活动性出血。对于特别难以进行后脱离操作的玻璃体，尤其是黄斑区之外的残留玻璃体，不必勉强彻底切除，只要能够进行有效光凝，对于术后视网膜病变的控制和视功能不会有太大的影响。黄斑前的玻璃体需要尽可能地切除干净【视频5-9-11】，PPVP后壁的存在会影响术后黄斑水肿的恢复，也容易继发术后黄斑前膜，对视力的恢复可能会造成显著影响。

七、术中曲安奈德的应用

术中合理使用曲安奈德对PDR的玻璃体手术是非常有价值的。在清除残留玻璃体方面，曲安奈德是特别好的帮手，它可以让残留的透明的玻璃体无所遁形，甚至也能使一些增殖膜和内界膜呈现更为清楚，有利于剥膜操作。此外，术中未完全清除的曲安奈德，对术后眼内炎症的控制也会起到积极的作用。在进行曲安奈德染色玻璃体的时候，单次注射剂量不宜过大，0.05～0.1 mL即可，太多会显著影响视野，也可以多次注射，以求切除更多的透明的玻璃体。

（张良）

视频5-9-1
视网膜桥状
增殖膜切除

视频5-9-2
双手操作
切除增殖膜

视频5-9-3
玻切头制作膜下
空间蚕食增殖膜

视频5-9-4
孤岛状增
殖膜剥除

视频5-9-5
玻切头吸引牵
拉剥离增殖膜

视频5-9-6
玻切头吸引牵拉
剥除大片增殖膜

第五章 糖尿病性视网膜病变的手术治疗

视频5-9-7
电凝后取出视
网膜下增殖膜

视频5-9-8
视神经乳头残膜
电凝止血

视频5-9-9
裂孔未处理大泡
状视网膜脱离

视频5-9-10
手术结束前检
查活动性出血

视频5-9-11
黄斑前玻璃体
后皮质清除

血管发生于无灌注区交界处，新生血管也在不完全玻璃体后脱离（PVD）的交界处长入增厚的玻璃体后皮质。

此外，玻璃体视网膜交界面牵引及黄斑前膜形成是导致VH、TRD及对抗VEGF治疗不敏感的持续顽固性糖尿病性黄斑水肿（DME）的重要原因。上述情况均与玻璃体病变密切相关。对该类患者进行早期PPV手术解除病变玻璃体牵拉或剥除黄斑前膜，可以有效预防严重的TRD，并缓解DME的发生和发展，从而改善患者视力预后。

（三）清除玻璃体对视网膜结构功能及代谢的影响

正常的玻璃体对于维持眼内稳态和物质代谢具有重要作用。在PPV应用于玻璃体视网膜疾病治疗的过程中，玻璃体腔在短期内可能由硅油或气体进行眼内填充，在气体吸收或硅油取出后，最终玻璃体的空间将由房水填充。PPV治疗后，眼内氧气弥散及炎症因子分泌和代谢均发生明显变化。

研究表明，通过PPV清除玻璃体后，玻璃体腔内的氧气和物质代谢均受到明显的影响（图5-10-2）。一方面，由于PPV术后玻璃体腔内的抗坏血酸浓度明显下降，氧

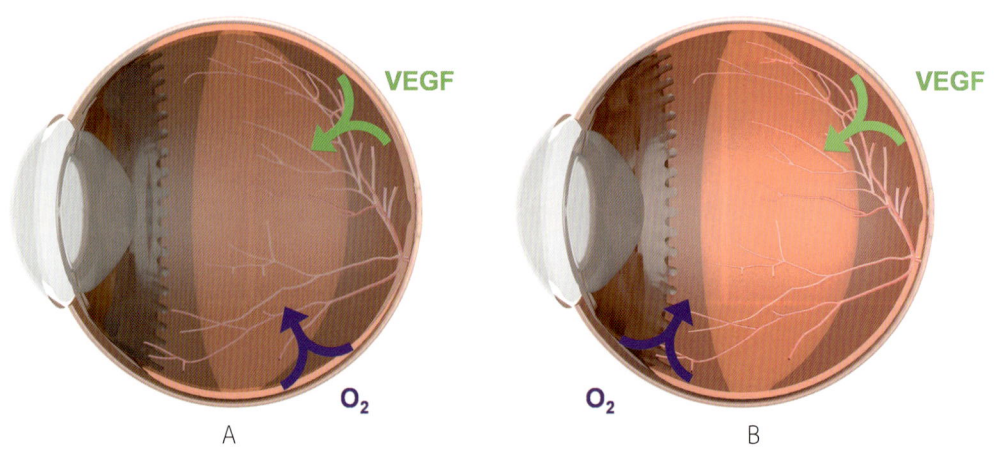

图5-10-2 玻璃体切割前后氧气和VEGF等因子的代谢变化

A. 在正常玻璃体中，氧的弥散和VEGF等细胞因子的代谢速度较慢。B. 清除玻璃体后，虹膜睫状体的氧气向后弥散速度加快，导致玻璃体腔的氧分压升高。同时，缺血视网膜组织分泌的VEGF等细胞因子向前弥散，通过房角清除的速度变快。

气消耗减少，同时虹膜睫状体的氧气向后弥散速度加快，从而使得玻璃体腔氧分压明显升高。升高的氧分压相对缓解了视网膜的缺氧，减少了VEGF的生成和释放。另一方面，黏滞的玻璃体被房水替代后，VEGF在玻璃体腔的排空和代谢速度加快，从而避免了VEGF的蓄积，进一步降低了视网膜产生新生血管和增殖膜形成的风险。

二、PDR的早期玻璃体手术

（一）早期手术研究进展和发展趋势

全视网膜光凝（PRP）是PDR治疗的基石，然而，尽管患者接受了完整的PRP治疗，在后续的随访期内仍有超50%的患者需要进行补充治疗。抗VEGF治疗在PDR患者中同样显示出了较好的效果，但一旦患者失访或停止注射，疾病将快速进展，最终的视力预后较PRP治疗更差。在Protocol S研究的PRP组中，完成激光治疗后的PDR患者在5年随访期间，45%需要补充激光，46%出现VH，19%进行了PPV，4%发生新生血管性青光眼。在该研究的抗VEGF组中，接受连续抗VEGF治疗后的PDR患者在5年随访期间，14%需要联合激光，48%出现VH，11%进行了PPV，3%发生新生血管性青光眼。以上结果表明，单纯PRP或抗VEGF治疗均无法完全阻止PDR进展，且一旦患者进展到晚期，手术治疗效果往往较差。这引发了学者们的思考，是否可以通过早期玻璃体视网膜手术预防PDR进展，改善患者视力预后。

早期手术概念最早在1985年由DRVS研究提出。将出现浓厚VH合并或不合并TRD的患者在发病1~4个月内进行PPV的早期手术组和晚期手术（病程超过1年）组患者进行对比，早期手术组中视力大于0.5的比例明显高于晚期手术组（25% vs 10%）。

由DRVS研究确定的传统PDR手术指征为不能吸收的浓厚VH、威胁或累及黄斑的TRD、严重的纤维增殖膜等，这一手术指征在近40年来无明显变化，主要是因为在DRVS时代，20G玻璃体切除手术联合或部分联合眼内光凝，手术并发症较多，约40%患者出现严重手术并发症，因此限制了更早期手术的开展。然而，和DRVS时代相比，现代微创玻璃体视网膜手术已经取得了很大进展，主要体现在更小的手术切口、更快的切割速率、更清晰和更广的观察系统、围手术期抗VEGF药物的辅助、更多眼内填充物的选择，以及更先进的手术理念。得益于手术技术和手术设备的改进，玻璃体视网膜手术的安全性和有效性显著提高，为PDR更早期手术治疗创造了有利条件。

有学者提出对出现VH及TRD之前的无纤维增殖的PDR患者进行预防性PPV治疗，取得了令人满意的效果。研究者对20例20眼视力大于0.5，无纤维增殖膜和玻璃体积血的PDR眼进行早期预防性PPV干预。这批患者的对侧眼因严重增殖而导致术后视力差。经过2年随访，患者手术眼的平均视力达到0.6以上，所有患者均不需要填充硅油，仅10%患者在2年随访期内需要进行白内障手术。该初步研究结果显示：更早期进行预防性PPV治疗可以有效预防PDR的快速进展，并更好地保持严重PDR患者的视力。然而，目前还缺乏大样本的前瞻性、随机对照试验进行进一步验证。

（二）早期手术适应证

传统的早期PPV主要是针对病程在1~4个月的VH合并或不合并TRD。经过近40年的发展，玻璃体视网膜手术在安全性和有效性方面取得了长足进步，因此，学者们对PDR导致的VH的手术时机有了新的认识。《玻璃体切割手术治疗2型糖尿病性视网膜病变专家共识（2024年）》指出：对于存在VH或合并血管纤维增生引起的视网膜牵拉及TRD的2型糖尿病PDR患者，建议积血早期进行PPV治疗。笔者认为对影响眼底观察的玻璃体积血，出血1个月内若情况无改善就可进行PPV治疗。特别是对侧眼已经出现严重增殖、未发生玻璃体完全后脱离的年轻患者或未进行过PRP治疗的患者，更提倡早期手术。此外，对黄斑前出血也提倡早期手术。因为黄斑是关键的功能区域，黄斑前浓厚出血严重影响患者视力，且存在形成黄斑前膜、牵引性黄斑病变的风险，严重损害视力，早期手术可预防黄斑区并发症，改善患者视力预后。

（三）围手术期准备

早期手术和传统手术的围手术期准备相同，需要评估患者的全身及眼部情况。全身情况方面，需要调整好血糖和血压水平，监控好糖尿病肾病及其他糖尿病并发症。眼部方面，医生在术前应该对患者做详细的眼部评估，如有条件可进行眼底彩照、眼底荧光血管造影、OCT等辅助检查。对于屈光介质混浊的患者，术前眼球B超检查能够提供对手术规划和预后评估有价值的信息。

（四）早期手术的初步探索及其他考虑

笔者在2019年提出通过微创手术延缓重度NPDR进展的观点，并注册开展了一项单中心、前瞻性、随机对照研究（注册号：NCT04103671）。以重度NPDR患者为对象，实验组进行早期微创PPV治疗，对照组则进行标准PRP治疗，研究的主要目的是比较两组患者在1年内的PDR进展率。

手术方法：常规做25 G三通道巩膜切口，术中清除中周部玻璃体后使用曲安奈德染色，做完整的玻璃体后脱离，清除玻璃体，保留晶状体后的前部玻璃体，术毕以平衡液填充玻璃体腔，切口免缝合，术后予以抗生素滴眼液、糖皮质激素滴眼液及非甾体抗炎药滴眼液点眼，定期随访。

初步研究结果显示：早期PPV和PRP都能有效阻止疾病进展，而早期PPV在保护周边视野、抑制黄斑水肿、降低抗VEGF注射次数等方面具有一定优势。最终的研究结果还需要更多受试者参与和更长随访时间来进一步观察。此外，初步结果显示早期PPV的安全性良好，主要的手术并发症为术后VH和新发或加重的白内障。术后VH的发生率为5%，多和穿刺口有关，积血通常可在1个月内自行吸收。在有晶状体眼患者中，术后随访1年内新发或加重的白内障发生率为20%。保留晶状体后方的前段玻璃体可以降低白内障的发生率和进展速度。总体而言，上述PPV治疗相关并发症发生率与常规玻璃体手术类似，并不因为早期行手术而增加并发症风险。

任何手术都要权衡患者潜在的受益与风险，并与患者充分沟通以获得知情同意。尽管早期手术在控制DR进展方面表现出一定优势，但术者也要根据患者的个人情况进行决策，特别是要根据患者的年龄和玻璃体后脱离的状态，以及手术设备和手术技术综合选择，需要权衡患者受益和可能存在的风险，谨慎开展早期手术。

三、早期手术的典型病例

患者，女性，59岁，确诊2型糖尿病3年。首诊时双眼诊断为重度NPDR，知情同意后右眼行微创PPV治疗，左眼行标准PRP治疗。术后1年随访时，双眼的视网膜病变稳定，视力无明显下降，但术眼的60-4周边视野较传统PRP治疗眼明显更佳（图5-10-3）。

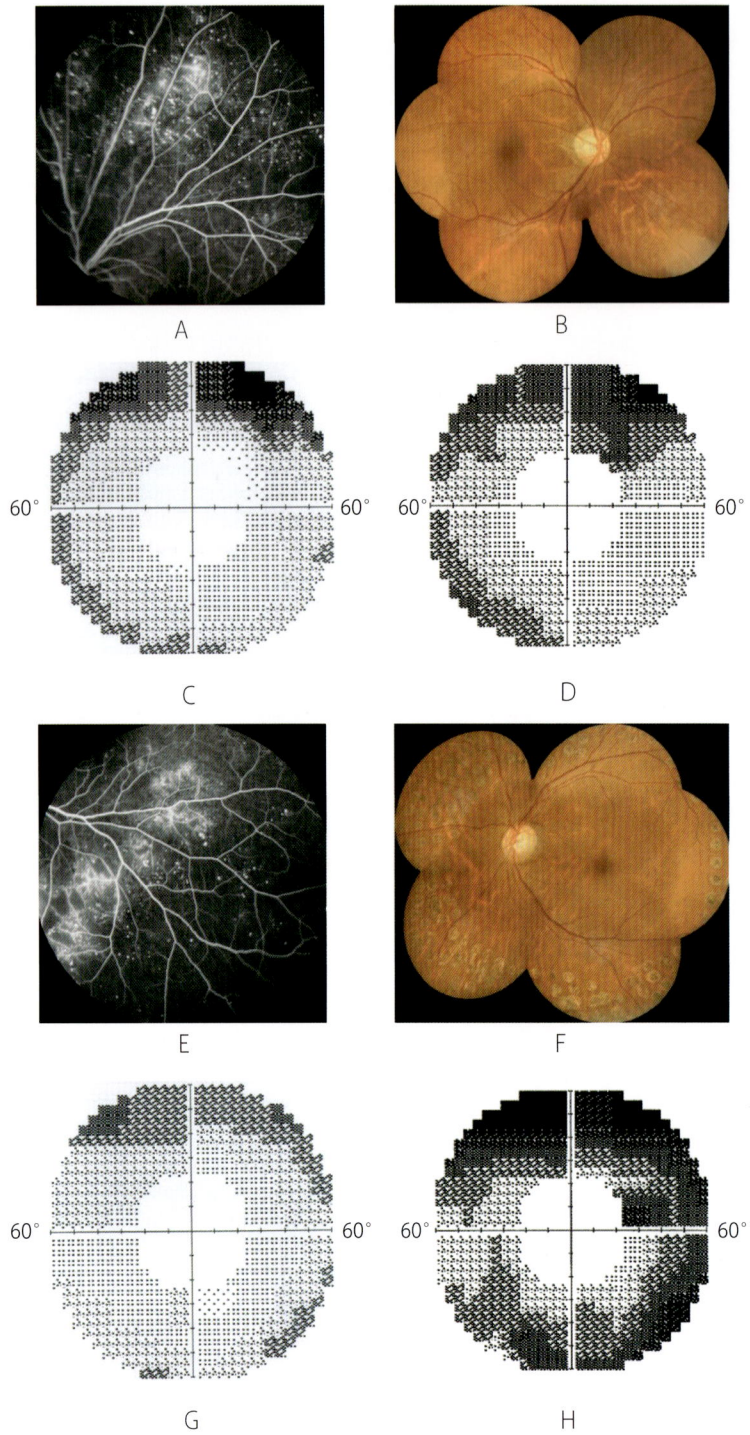

图5-10-3 重度NPDR患者双眼接受不同干预后随访1年结果

A.右眼基线FFA显示大量微血管瘤及IRMA病变,符合重度NPDR诊断标准,基线视力为79个字母;B.右眼PPV手术后1年,眼底病变无进展,视力为85个字母;C.右眼基线60-4视野总积分为1 232 dB;D.右眼随访60-4视野总积分为1 241 dB;E.左眼基线FFA显示大量微血管瘤及IRMA病变,符合重度NPDR诊断标准,基线视力为80个字母;F.左眼PPV手术后1年,眼底病变无进展,视力为81个字母;G.左眼基线60-4视野总积分为1 274 dB;H.左眼随访60-4视野总积分为862 dB。

(李涛 郑文斌)

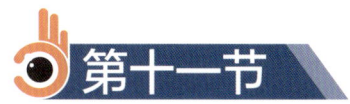

第十一节 术中激光的应用

播散性全视网膜光凝（PRP），是玻璃体切割术（PPV）治疗中重要的环节。其作用机制包括：①杀伤耗氧量高的部分视网膜光感受器及内颗粒层，使残留的内层视网膜组织供氧得到改善，视网膜血管扩张减轻，减少渗漏。②光凝后视网膜瘢痕形成，新陈代谢速度减慢，对氧的需求降低，减少血管生成刺激因子的释放，从而减少视神经乳头及视网膜新生血管的产生。③光凝部位视网膜色素上皮萎缩，视网膜变薄，外屏障遭到破坏，营养物质可直接由脉络膜进入视网膜，有助于改善视网膜的营养供给。④促使视神经乳头及视网膜新生血管萎缩或停止生长，减少增生性病变形成。

糖尿病性视网膜病变（DR）进行PPV治疗的主要目的包括清除屈光介质中的混浊以进行PRP、解除牵拉，以及阻止PDR的进一步发展，因此术中充分的视网膜激光对于DR的预后转归尤其重要。

一、激光的范围

根据《我国糖尿病视网膜病变临床诊疗指南（2022年）》，标准的PRP鼻侧距离视神经乳头≥500μm，颞侧距离黄斑中心≥3 000μm，上/下界不超过颞侧血管弓外1～3个光斑直径，光凝范围为从血管弓开始（黄斑中心3 000μm以外）向周边视网膜延伸至赤道部或更周边的区域，激光分布为间隔1～2个光斑直径。但由于PDR患者往往存在瞳孔难以散大，术后周边部激光治疗难以完成等因素，而术中可以进行巩膜压陷，建议术中进行超全PRP，即赤道部到周边部视网膜（近锯齿缘）均进行光凝，光斑间距可为1～1.5个光斑直径，对于局部新生血管或视网膜内微血管异常区域可做光斑间隔互相接近甚至融合的光斑。对于术前已经完成了部分视网膜激光治疗的患眼，在进行PPV时需要一次补充所有激光，对于术前激光光斑形成不确切、光斑间距过大、因术前积血遮挡难以进行激光治疗的部分需要补充激光，将PRP进行至接近锯齿缘（图5-11-1）。对于水肿显著的视网膜区域，术中可暂不予激光治疗，以免应用较大能量的激光加剧术后的炎症反应，可在术后水肿消退后补充激光。

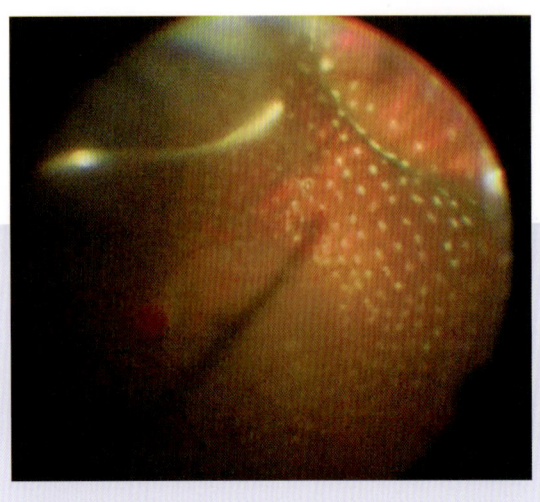

图5-11-1 术中顶压后在接近锯齿缘的周边部行视网膜激光治疗

二、激光光纤的选择

目前常用的眼内激光光纤有直型光纤、斜角型光纤和弯型光纤（图5-11-2）。在PDR手术中由于需要进行远周边部视网膜的激光光凝，推荐使用弯型激光，特别在保留晶状体的PPV治疗中，能够更好地降低术中接触到晶状体，引起术后白内障的概率（图5-11-3）。而在周边部视网膜激光治疗的过程中往往需要进行巩膜压陷，以暴露出锯

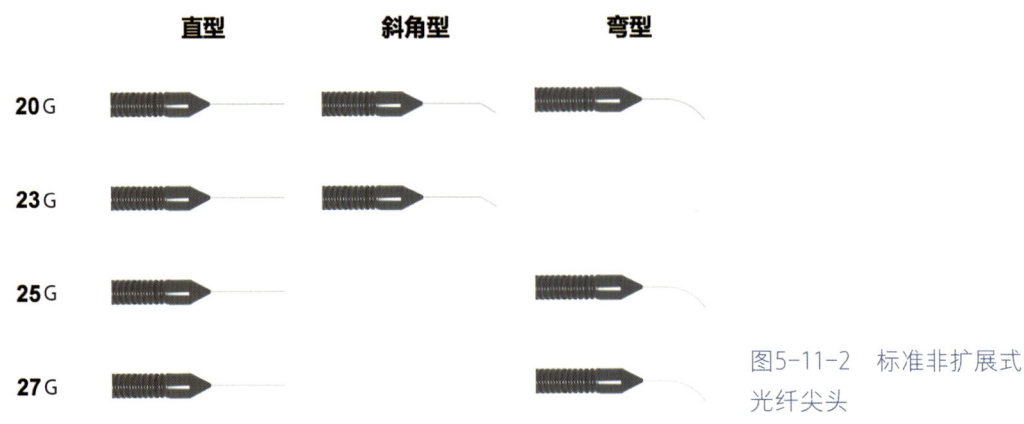

图5-11-2 标准非扩展式光纤尖头

第五章 糖尿病性视网膜病变的手术治疗

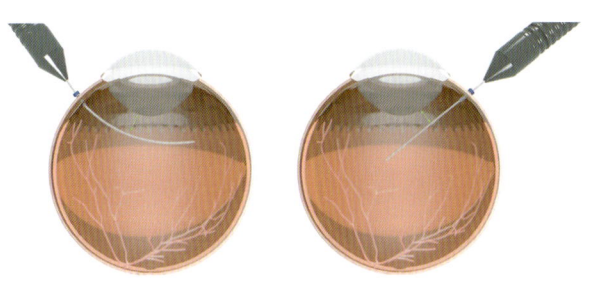

图5-11-3　越过中线时晶状体后部与弯/直型激光光纤之间的距离
弯型激光探头与晶状体之间的间隙大于直型激光探头。

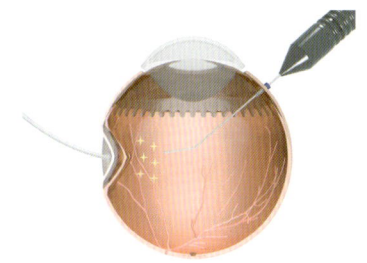

图5-11-4　双手激光光凝术
一手顶压巩膜，另一手对锯齿缘旁视网膜行激光治疗。

齿缘附近的视网膜而进行充分的光凝。对DR患者行PPV时，吊顶灯辅助下的双手法激光治疗是最理想的操作，在吊顶灯的照明下，术者一手可持巩膜顶压器压陷眼球暴露周边部视网膜甚至锯齿缘，另一手可以握持激光光纤，最大程度地和安全地进行术中激光（图5-11-4）。

三、激光光凝术的并发症

由于PPV术中会一次完成PRP，激光点数往往超过1 500点，故术后可能会造成眼内较为剧烈的炎症，导致术后黄斑水肿、葡萄膜炎，甚至渗出性视网膜脱离的发生（图5-11-5），因此PPV术后充分的局部激素治疗至关重要。

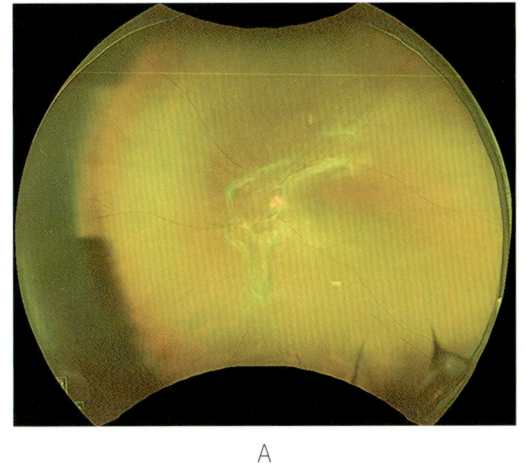
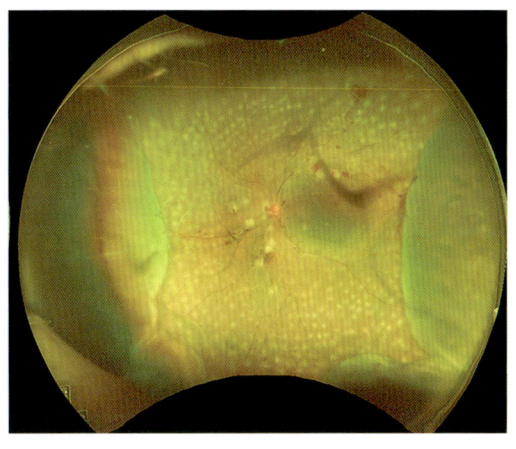

　　　　A　　　　　　　　　　　　　　　　B
图5-11-5　PDR患者术前/术后超广角眼底彩照
A．术前。B．术后。

有研究者将PPV后发生渗出性视网膜脱离的相关全身及眼局部多个因素进行分析，认为与PRP术后渗出性视网膜脱离的发生存在相关性的因素为：较低的血浆白蛋白浓度、较短的眼轴长和白内障手术史。另外值得考虑的因素是PPV术中大量的光凝超过了视网膜色素上皮的能量吸收能力，破坏了视网膜色素上皮之间的紧密连接，使脉络膜毛细血管损伤，大量液体渗出，最终导致渗出性视网膜脱离的出现。但通过加强全身及局部抗炎、制动等治疗，一般在1~2周内渗出性视网膜脱离能够吸收。

四、治疗后随访

在DR患者PPV治疗后3个月后复查造影，对于FFA显示无灌注和视网膜新生血管未消退者，应在术后补充、加密光凝治疗。

（曹丹　王子诚）

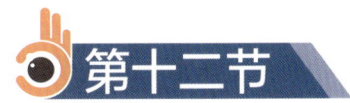

黄斑部病变（前膜、水肿或渗出）的处理

在玻璃体切割术（PPV）中，糖尿病性视网膜病变（DR）经常合并有黄斑部病变（如前膜、水肿或渗出），形式多样，处理策略也不尽相同。

一、糖尿病性黄斑前膜及水肿的处理

对于黄斑前膜，通常进行PPV剥除前膜；而对于黄斑水肿，其一线治疗主要包括玻璃体内注射抗VEGF药物和糖皮质激素缓释剂。虽然玻璃体内注射抗VEGF药物是治疗糖尿病性黄斑水肿（DME）的首选方案，但即便每月注射，只有约1/3的患者视力得到改善，而1/10的患者视力可能恶化。其他治疗策略包括视网膜激光光凝术和手术治疗。PPV治疗黄斑水肿的机制可能是通过手术移除玻璃体后，视网膜的氧供能力增强，并促进液体从视网膜流向玻璃体腔，从而缓解水肿并改善视力。有回顾性研究显示，PPV结合内界膜剥离可有效减少中央视网膜厚度（central retinal thickness，CRT），视力提升率达到50%，复发率低，并发症少，是处理牵拉性DME的合理选择。

临床和解剖学研究表明，糖尿病患者的眼内VEGF、成纤维细胞生长因子和蛋白激酶的表达增加，促进了神经胶质细胞的增殖和收缩，这些细胞在玻璃体后皮层被显著招募，形成增厚的膜，称为"紧绷的后玻璃体"。这些玻璃体的病理变化提示PPV可能是DME的潜在治疗选择。

DME是否行早期PPV治疗？有研究表明，在DME患者，不管是否存在玻璃体牵拉，都存在玻璃体视网膜交界面病变，包括玻璃体皮质重塑和透明细胞向肌成纤维细胞的转化和分化，因此提议对DME患者可行早期PPV。对于非手术治疗效果不佳的持续DME患者，PPV联合内界膜剥除能有效改善黄斑水肿。但是目前针对PPV治疗DME的研究，因纳入DME患者的异质性及不同DR分期、手术前是否抗VEGF药物治疗、手术

是否联合内界膜剥除等均可能对结果产生影响，因此DME是否行早期PPV治疗仍存在一定的争议。

对于DME的治疗，《玻璃体切割手术治疗2型糖尿病性视网膜病变专家共识（2024年）》提出：推荐存在牵拉因素的DME患者行PPV治疗。对于非牵拉的难治性DME患者（激光光凝无效、抗VEGF药物治疗无效，以及抗炎治疗效果不好），可选择PPV治疗（中等推荐）。伴有视网膜前膜的DME患者行PPV治疗，剥除视网膜前膜时是否同时剥除内界膜没有明确结论，不形成推荐意见。如不伴有视网膜前膜，只伴有内界膜增厚，则推荐PPV时剥除内界膜。

二、黄斑渗出的处理

DME的大量硬性渗出（hard exudates，HEs）积存于黄斑中心凹下，最终会形成纤维化结节，或者发生黄斑萎缩，导致视力严重下降。硬性渗出在眼底表现为黄色颗粒或斑块状，既往被认为是血浆内的脂质或脂蛋白从视网膜血管渗出，沉积在视网膜组织内形成。硬性渗出往往伴随着视网膜增厚、水肿，与DME的发生密切相关，主要影响中心视力，在临床上治疗非常棘手。

ETDRS指出，长期硬性渗出可演变为视网膜下纤维化或视网膜色素上皮萎缩，导致不可逆转视力丧失；黄斑区硬性渗出通常与较差的视力结局和治疗预后相关。

硬性渗出需针对病因行特异性治疗，如严格控制血糖，治疗高血压、高血脂。眼局部治疗包括抗VEGF治疗、激光治疗、糖皮质激素治疗和手术治疗。①抗VEGF药物（如雷珠单抗、阿柏西普、贝伐珠单抗）：通过抑制VEGF的作用，减少血管渗漏和新生血管形成，是治疗黄斑渗出的主要方法。②激光光凝：通过凝固视网膜病变区域，减少渗漏和新生血管形成，尤其适用于局灶性黄斑渗出和弥漫性水肿。③糖皮质激素治疗：玻璃体腔注射糖皮质激素（如曲安奈德、地塞米松）可通过抗炎和抗血管渗漏作用，减少视网膜水肿。④PPV：通过改善黄斑水肿，减少炎症反应，促进视网膜结构恢复等治疗黄斑部渗出。近来有研究者展示了一个更微创的消除中心凹硬性渗出的方法（图5-12-1）：使用38G套管针注射平衡盐溶液至网膜下制造黄斑孔，将硬性渗出冲洗出来。术后效果很不错。

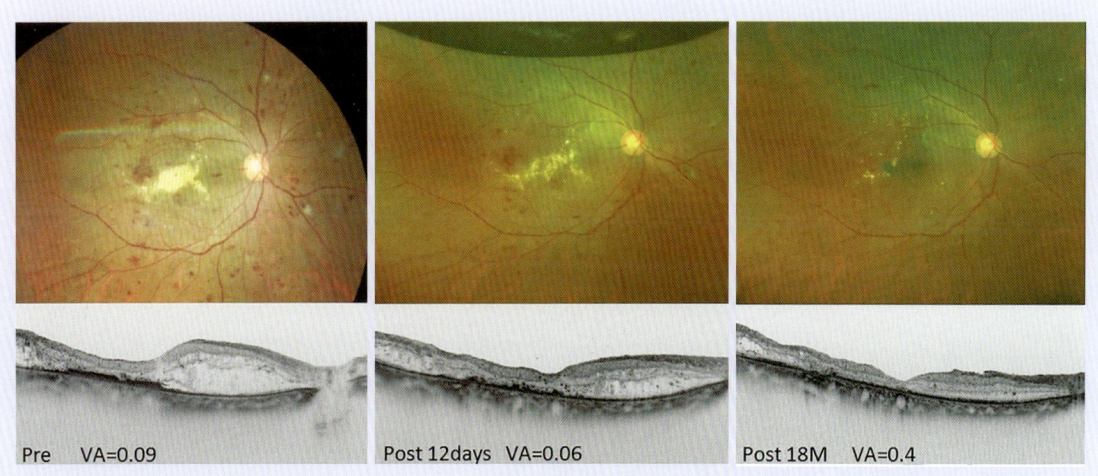

A

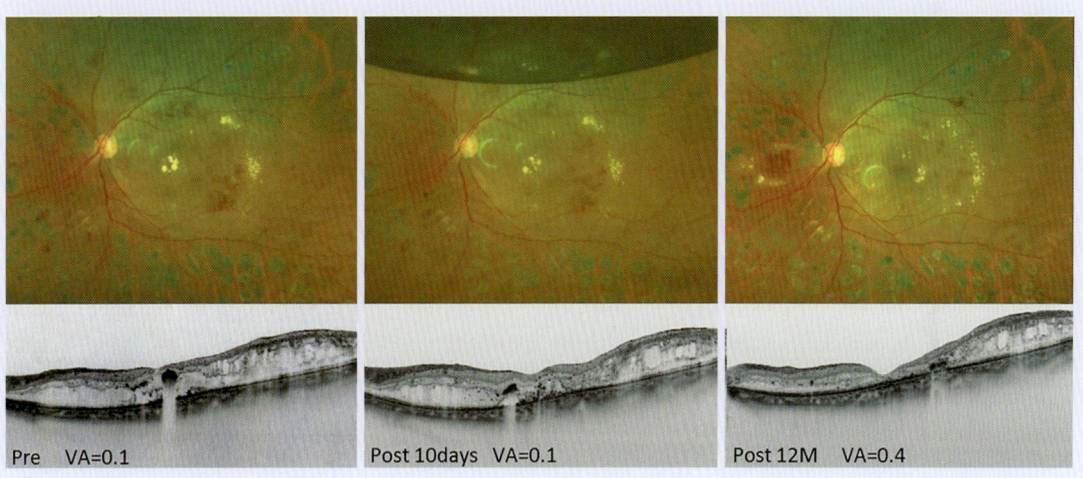

B

图5-12-1 术前双眼黄斑中心凹硬性渗出,术后早期硬性渗出明显减少,视力提高
A.右眼术前、术后12天和18个月眼底、OCT及视力。B.左眼术前、术后12天和18个月眼底、OCT及视力。

图片来源:Kumagai K, Ogino N, Fukami M, et al. Removal of foveal hard exudates by subretinal balanced salt solution injection using 38-gauge needle in diabetic patients. Graefes Arch Clin Exp Ophthalmol, 2020, 258(9): 1893-1899.

(黄玉娟 张良)

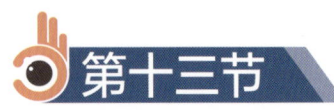
第十三节

玻璃体手术填充物的选择

一、玻璃体填充物的发展历程

玻璃体填充物在糖尿病性视网膜病变（DR）手术治疗中扮演着不可或缺的角色，它不仅能维持眼球形态，提供眼内组织支撑，还能有效控制术后炎症反应，促进视网膜复位。然而，相较于其他眼科疾病，DR患者的眼内环境更为复杂，炎症反应更为剧烈，血管渗漏风险更高，增殖性病变发生率也更高，这些特点都对玻璃体填充物的选择提出了更高的要求。自1935年Arruga首次尝试在手术结束时注入空气以促进视网膜复位以来，眼内填充技术经历了漫长的发展历程。从最初的短效空气填充到六氟化硫气体，再到持续时间更长的全氟化碳气体如全氟丙烷，以及随后出现的硅油，每一代填充物的出现都推动着DR手术治疗的进步。在本节中，我们将深入探讨不同类型玻璃体填充物在DR手术治疗中的应用，分析其优缺点，并结合DR患者的特殊病理生理改变，制订个体化的治疗方案。

二、玻璃体填充物的关键作用

（一）降低术后视网膜脱离风险

降低术后视网膜脱离风险是DR微创手术中的关键目标之一，这不仅直接影响手术的成功率，还与术后并发症的发生密切相关。多因素逻辑回归分析结果显示，术后视网膜脱离可能是增殖型DR（PDR）行玻璃体切割术（PPV）后发生新生血管性青光眼（neovascular glaucoma，NVG）的独立危险因素。这一发现强调了维持视网膜附着对于DR患者术后预后的重要性。视网膜脱离后，眼部组织失去了来自脉络膜的血氧供应，导致局部缺血、缺氧状态加剧，进而刺激产生大量血管生成因子。即使晶状体后囊和玻璃体前界膜保持完整，甚至在硅油填充的情况下，严重的视网膜缺氧仍可能导致眼前节新生血管的形成。而视网膜脱离的范围越大、持续时间越长，视网膜缺氧的程度就越严重，这直接增加了PPV后NVG的发生风险和发生速度。玻璃体填充在预防术后视网膜脱离中扮演着重要角色，其主要目的是在存在视网膜裂孔的情况下，通过表面张力恢复跨视网膜压力梯度，从而促进视网膜复位。然而，对于牵引性视网膜脱离且术毕时未发现明显裂孔的患者，通常不需要进行玻璃体腔填充。尽管如此，临床医生仍需警惕微小裂孔的可能性，这些裂孔可能隐藏在残留的纤维膜下方。如果在这些情况下不使用填充物，视网膜可能无法完全复位，增加术后再次脱离的风险。填充物的选择应根据裂孔严重程度和位置来决定。一般来说，如果存在或怀疑存在视网膜裂孔，应使用眼内空气或气体填充。对于多发性裂孔，尤其是位于下象限的裂孔，应考虑使用长效填充物，如全氟丙烷。在其他情况下，短效填充物如空气或六氟化硫可能就足够了。当面对大型裂孔、多发性裂孔或需要进行视网膜切除时，硅油填充成为首选。但不管哪种裂孔，解除裂孔边缘牵拉为核心要素。

总之，在DR微创手术中，正确选择和使用玻璃体填充物对于降低术后视网膜脱离风险至关重要。这不仅能直接影响手术的成功率，还能降低NVG等严重并发症的发生风险，从而改善患者的长期预后。

（二）控制术后出血

控制术后再次出血是DR微创手术的另一个重要挑战。研究显示，PPV术后再次出血的发生率高达43.5%，在某些情况下甚至可达63%。PDR患者行PPV后，玻璃体再发出血受多个因素影响，如残留的血凝块、周边玻璃体中滞留的血液、手术损伤等。为应对术后出血这一挑战，临床上采取了多种预防措施，如全身应用ε-氨基己酸，玻璃体腔内注射曲安奈德等。此外，文献报道也探索了玻璃体腔内凝血酶的使用，但目前临床应用尚不广泛，其有效性和安全性仍需进一步研究。然而，上述方法的效果并非始终令人满意。

使用玻璃体填充物如硅油或气体进行机械填塞止血是一种可行的有效策略。然而，需要强调的是，防止术后出血的关键在于术中对活动性出血点的彻底止血。如果术中确认没有活动性出血，多数情况下可以不使用气体或硅油填充。当确实需要填充物时，长效气体全氟丙烷的应用显示出显著效果。使用10%的全氟丙烷气体可能通过帮助集中凝血因子、促进抗纤维蛋白溶解物质释放、提供机械性阻挡等机制，在手术后早期有效减少出血。逻辑回归分析进一步支持这一发现，显示接受玻璃体内长效气体处理的患者中，早期再次玻璃体出血的发生率显著降低。这可能是因为全氟丙烷在适当的头部位置下可提供至少3周的填塞效果，而这正好覆盖了血管完整性恢复所需的2~3周时间。相比之下，短效气体（如空气或20%六氟化硫）可能无法提供足够长的填塞时间。硅油通过限制或隔离出血部位，使凝血物质不会弥散开，也起到一定的止血作用。然而，在硅油填充的眼中，留在视网膜表面的出血清除更慢，且视网膜表面复发性纤维血管增生更常见也更严重。

因此，在DR微创手术中，合理选择和使用玻璃体填充物能有效控制术后再次出血，但最关键的仍是术中彻底止血。在选择填充物时，需要根据患者具体情况和术中发现，权衡潜在并发症风险，做出个体化的决策。眼内填充物虽然在某些情况下显示出积极效果，但并非所有病例都需要使用，其应用应建立在严格的临床评估基础之上。

三、玻璃体填充物的常用选择及特性

在玻璃体填充物的选择中，气体填充物是一种常用的选择，其具有独特的优势，但也有局限性。气体填充物的主要优点包括价格低廉、操作简便，能够短期支撑视网膜，特别适用于部分单纯孔源性视网膜脱离。常用的气体填充物主要包括灭菌空气、六氟化硫和全氟丙烷。这些气体填充物在膨胀性和持续时间上有显著差异：灭菌空气不会膨胀，持续时间约1周，是最简单、最安全的选择，适用于需要短期填充的情况；六氟化硫在注入玻璃体腔后会显著膨胀，纯六氟化硫在24~48 h内可膨胀到原始体积的2倍左右，这种膨胀主要是由于眼内氮气和六氟化硫之间的气体交换速率不同，氮在血液中的溶解度更高，导致氮扩散到气泡中并使其扩大，六氟化硫在玻璃体腔中的持续时间通常为1~2周；全氟丙烷具有最长的持续时间和最大的膨胀体积，在72~96 h内可膨胀到其原始体积的4倍左右，并且可以在眼睛中持续6~8周，这使其更适合需要长期填塞的情况。选择哪种气体填充物取决于手术的具体需求。例如，对于小的视网膜裂孔，灭菌空气可能就足够了；而对于更复杂的情况，可能需要使用六氟化硫或全氟丙烷来获得更长的填充效果。然而，气体填充物在DR患者中的应用存在一些局限性：术后体位要求严格，而DR患者可能因为其他并发症而难以配合；眼压波动大，可能加重新生血管的形成；吸收较快（尤其是空气和六氟化硫），不适用于过于复杂的PDR病例。值得注意的是，眼压波动与新生血管形成之间存在复杂的关联。急性眼压升高可导致视网膜血流灌注不足，而眼压下降又可能引起视网膜血管通透性增加和渗出。

这种血流动力学的不稳定性可能刺激VEGF的释放，进而促进新生血管的形成。此外，使用气体填充物可能带来一些并发症，包括高眼压、白内障形成和/或视网膜破裂。因此，在选择使用气体填充物时，需要根据患者的具体情况、手术需求以及预期的术后管理难度进行综合考虑。

硅油作为玻璃体填充物在PDR和复杂性视网膜脱离的治疗中扮演着重要角色。自1962年Cibis等人首次报告用于视网膜脱离治疗以来，硅油已成为治疗严重PDR的重要选择，尤其是在其他治疗手段预期效果不佳时。硅油的化学性质稳定，不在人眼内发生化学改变，这使其成为长期填充的理想选择。与气体填充物相比，硅油在治疗增生性玻璃体视网膜病变中表现出较好或相当的效果，其主要优势包括提供长期的眼内填充、促进更正常的眼内压、通过隔离眼内环境减少虹膜新生血管的发生、允许患者较早进行视力康复、术后不需严格俯卧位，以及术后早期允许空中旅行等。然而，硅油填充也存在一些潜在并发症，如白内障进展、继发性青光眼、视神经和视网膜毒性、纤维增殖膜复发及前房或结膜下硅油脱垂等。在糖尿病患者中应用硅油时需要特别考虑两个方面：首先，由于糖尿病患者眼内环境特殊，更易发生硅油乳化，应详细评估患者的风险因素，选择合适的硅油类型及浓度，并告知患者定期复查；其次，硅油填充术后眼压升高风险增加，需加强眼压监测，必要时及时干预。尽管硅油可以在多数情况下成功地治疗严重的PDR，但它也需要第二次手术来移除，这实际上也增加了手术的复杂性和患者的负担。自20世纪90年代初以来，重硅油（全氟己基辛烷和25%~75%硅油的混合物，如Oxane HD）的应用引起了关注，其具有高密度、高黏度和高表面张力的特性，可以在眼内保留较长时间，且由于其低黏变和高运动性，重硅油很容易贴伏视网膜表面，防止了由于视网膜前增殖引起的术后牵引，因此重硅油似乎提高了复杂性视网膜脱离和增殖型玻璃体视网膜病变（PVR）的解剖成功率，在PDR中也具有潜在应用前景。然而，重硅油也带来了一些独特的并发症，如视网膜血管闭塞、视网膜出血和视神经萎缩等，因此，临床应用需谨慎，并权衡其益处和风险。总的来说，尽管硅油提供了许多治疗上的优势，但其使用应基于对患者病情、手术目标及可能的并发症的综合评估。在选择硅油作为视网膜手术的填充物时，必须权衡其长期效益与潜在风险，确保患者能够获得最佳的治疗结果。

重水（过氟化碳液体）是复杂性视网膜脱离术中常用的临时填充物，其主要特性包括高密度和高折射率，这使得它能够有效压平和稳定视网膜，同时提供良好的术中可视性。重水在PDR术中主要用于帮助视网膜复位和提供临时支持，协助控制术中出血，提高手术视野清晰度。然而由于其潜在毒性，重水仅用于术中，且使用时需格外小心，以避免对脆弱的视网膜造成进一步伤害，并必须在手术结束前完全移除。因此，重水作为术中辅助工具在复杂PDR手术中发挥重要作用，但其使用应谨慎，并严格限于必要情况。未来研究可能会致力于开发毒性更低的替代品。

四、展望

玻璃体填充物在DR微创手术中扮演着关键角色，从最初的空气填充到现今的多样化选择，每一种填充物都有其独特的优势和局限性。展望未来，玻璃体填充物的研发方向将聚焦于提高生物相容性，延长支撑视网膜时间，促进视网膜修复，并减少并发症。精准化治疗理念在填充物选择中的应用也将日益重要，在选择DR患者的玻璃体填充物时，应遵循安全、有效、个体化的原则。同时，我们需要强调术前充分评估、术中精细操作，努力减少气体或硅油等填充物的应用。只有综合考虑患者情况、手术需求和潜在风险，才能为DR患者选择最适合的玻璃体填充物。

（庄雪楠　张良）

参考文献

［1］葛坚, 刘奕志. 眼科手术学[M] 3版. 北京: 人民卫生出版社, 2016.

［2］中华医学会眼科学分会眼底病学组, 中国医师协会眼科医师分会眼底病专委会, 《玻璃体切割手术治疗2型糖尿病视网膜病变专家共识》专家组. 玻璃体切割手术治疗2型糖尿病视网膜病变专家共识[J]. 中华眼底病杂志, 2024, 40(9): 663-686.

［3］黎晓新, 姜燕荣, 尹红, 等. 膜分割和膜清除方法对增生性糖尿病视网膜病变患者玻璃体手术效果的影响[J]. 中华眼科杂志, 2004, 40(7): 439-442.

［4］PANDIT S, HO A C, YONEKAWA Y. Recent advances in the management of proliferative diabetic retinopathy[J]. Curr Opin Ophthalmol, 2023, 34(3): 232-236.

［5］CHEN S N, CHEN S J, WU T T, et al. Refining vitrectomy for proliferative diabetic retinopathy[J]. Graefes Arch Clin Exp Ophthalmol, 2023, 261(12): 3659-3670.

［6］RIBEIRO L, OLIVEIRA J, KUROIWA D, et al. Advances in vitreoretinal surgery[J]. J Clin Med, 2022, 11(21):6428.

［7］FASSBENDER J M, OZKOK A, CANTER H, et al. A comparison of immediate and delayed vitrectomy for the management of vitreous hemorrhage due to proliferative diabetic retinopathy[J]. Ophthalmic Surg Lasers Imaging Retina, 2016, 47(1): 35-41.

［8］THE DIABETIC RETINOPATHY VITRECTOMY STUDY RESEARCH GROUP. Early vitrectomy for severe vitreous hemorrhage in diabetic retinopathy. Two-year results of a randomized trial. Diabetic Retinopathy Vitrectomy Study report 2[J]. Arch Ophthalmol, 1985, 103(11): 1644-1652.

［9］CHARLES S, FLINN C E. The natural history of diabetic extramacular traction retinal detachment[J]. Arch Ophthalmol, 1981, 99(1): 66-68.

［10］O'HANLEY G P, CANNY C L. Diabetic dense premacular hemorrhage. A possible indication for prompt vitrectomy[J]. Ophthalmology, 1985, 92(4): 507-511.

［11］HARBOUR J W, SMIDDY W E, FLYNN H W, et al. Vitrectomy for diabetic macular edema associated with a thickened and taut posterior hyaloid membrane[J]. Am J Ophthalmol, 1996, 121(4): 405-413.

［12］GROSS J G, GLASSMAN A R, LIU D, et al. Five-year outcomes of panretinal photocoagulation vs intravitreous ranibizumab for proliferative diabetic retinopathy: a randomized clinical trial[J]. JAMA Ophthalmol, 2018, 136(10): 1138-1148.

［13］OBEID A, SU D, PATEL S N, et al. Outcomes of eyes lost to follow-up with proliferative diabetic retinopathy that received panretinal photocoagulation versus intravitreal anti-vascular endothelial growth factor[J]. Ophthalmology, 2019, 126(3): 407-413.

[14] ONO R, KAKEHASHI A, YAMAGAMI H, et al. Prospective assessment of proliferative diabetic retinopathy with observations of posterior vitreous detachment[J]. Int Ophthalmol, 2005, 26(1-2): 15-19.

[15] BERROCAL M H, ACABA-BERROCAL L. Early pars plana vitrectomy for proliferative diabetic retinopathy: update and review of current literature[J]. Curr Opin Ophthalmol, 2021, 32(3): 203-208.

[16] LEUNG V, RAGBIR-TOOLSIE K. Perioperative management of patients with diabetes[J]. Health Serv Insights, 2017, 10: 1178632917735075.

[17] 中华医学会内分泌学分会. 中国成人住院患者高血糖管理目标专家共识[J]. 中华内分泌代谢杂志, 2013, 29(3): 189-195.

[18] DUGGAN E W, CARLSON K, UMPIERREZ G E. Perioperative hyperglycemia management: an update[J]. Anesthesiology, 2017, 126(3): 547-560.

[19] DUNCAN A E. Hyperglycemia and perioperative glucose management[J]. Curr Pharm Des, 2012, 18(38): 6195-6203.

[20] SEBRANEK J J, LUGLI A K, COURSIN D B. Glycaemic control in the perioperative period[J]. Br J Anaesth, 2013, 111(Suppl 1): i18-34.

[21] 王彤, 肖新华. 糖尿病患者围手术期的血糖管理[J]. 中华内分泌代谢杂志, 2010, 26(6): 527-528.

[22] PICHARDO-LOWDEN A, GABBAY R A. Management of hyperglycemia during the perioperative period[J]. Curr Diab Rep, 2012, 12(1): 108-118.

[23] DHATARIYA K, LEVY N, KILVERT A, et al. NHS Diabetes guideline for the perioperative management of the adult patient with diabetes[J]. Diabet Med, 2012, 29(4): 420-433.

[24] 韩萍. 合并糖尿病老年病人围手术期处理[J]. 中国实用外科杂志, 2009, 29(2): 115-117.

[25] PINSON C W, SCHUMAN E S, GROSS G F, et al. Surgery in long-term dialysis patients. Experience with more than 300 cases[J]. Am J Surg, 1986, 151(5): 567-571.

[26] WOO J H, NG W D, SALAH M M, et al. Perioperative glycaemic control in diabetic patients undergoing cataract surgery under local anaesthesia: a survey of practices of Singapore ophthalmologists and anaesthesiologists[J]. Singapore Med J, 2016, 57(2): 64-68.

[27] 杨华, 王保君, 孔德兰. 糖尿病人眼科手术的围手术期处理[J]. 中国实用眼科杂志, 2005, 23(5): 540-541.

[28] OSAWA S, OSHIMA Y. Innovations in 27-gauge vitrectomy for sutureless microincision

vitrectomy surgery: duty cycle control and dual-port cutters may allow wider use of ultrasmall-gauge vitrectomy[J]. Retina Today, 2014: 42-45.

[29] YANAGI Y, IRIYAMA A, JANG W D, et al. Evaluation of the safety of xenon/bandpass light in vitrectomy using the A2E-laden RPE model[J]. Graefes Arch Clin Exp Ophthalmol, 2007, 245(5): 677-681.

[30] HU Y, ZENG Y, YANG J, et al. Evaluation of short-term intraocular pressure changes after intravitreal injection of Conbercept in patients with diabetic macular edema[J]. Front Pharmacol, 2022, 13: 1025205.

[31] 郭浩轶, 李玉军, 郭希让. 眼内电凝灼热技术在纤维血管膜剥离术中的应用及效果[J]. 中国实用眼科杂志, 2012, 30(8): 945-947.

[32] 胡梦瑶, 寇继光. 低分子肝素桥接治疗的现状及应用展望[J]. 内科急危重症杂志, 2020, 26(1): 66-68.

[33] ZHAO M, CHANDRA A, XU J, et al. Factors related to postoperative vitreous hemorrhage after small-gauge vitrectomy in proliferative diabetic retinopathy patients[J]. BMC Ophthalmol, 2023, 23(1): 215.

[34] AURSULESEI V, COSTACHE I I. Anticoagulation in chronic kidney disease: from guidelines to clinical practice[J]. Clin Cardiol, 2019, 42(8): 774–782.

[35] 吴伯铺. 细胞色素P450酶与合理用药[J]. 药品评价, 2005, 2(4): 301-302, 291.

[36] DOUKETIS J D, BERGER P B, DUNN A S, et al. The perioperative management of antithrombotic therapy: American College of Chest Physicians Evidence-Based Clinical Practice Guidelines (8th Edition)[J]. Chest, 2008, 133(6 Suppl): 299s-339s.

[37] PATEL R, CHARLES S, JALIL A. Antiplatelets and anticoagulants in vitreoretinal surgery, with a special emphasis on novel anticoagulants: a national survey and review[J]. Graefes Arch Clin Exp Ophthalmol, 2017, 255(7): 1275–1285.

[38] SENGUPTA S, SINDAL M D, SHANMUGAM P M, et al. A Delphi method based consensus statement for surgical management of proliferative diabetic retinopathy in India[J]. Indian J Ophthalmol, 2021, 69(11): 3308-3318.

[39] SMITH J M, STEEL D H. Anti-vascular endothelial growth factor for prevention of postoperative vitreous cavity haemorrhage after vitrectomy for proliferative diabetic retinopathy[J]. Cochrane Database Syst Rev, 2011(5): CD008214

[40] DERVENIS P, DERVENIS N, SMITH J M, et al. Anti-vascular endothelial growth factors in combination with vitrectomy for complications of proliferative diabetic retinopathy[J]. Cochrane

Database Syst Rev, 2023, 5(5): CD008214.

[41] 中华医学会眼科学分会眼底病学组, 中国医师协会眼科医师分会眼底病学组. 我国糖尿病性视网膜病变临床诊疗指南（2022年）：基于循证医学修订[J]. 中华眼底病杂志, 2023, 39(2):99-124.

[42] HU Z, CAO X, CHEN L, et al. Monitoring intraocular proangiogenic and profibrotic cytokines within 7 days after adjunctive anti-vascular endothelial growth factor therapy for proliferative diabetic retinopathy[J]. Acta Ophthalmol, 2022, 100(3): e726-e736.

[43] WEI Q, ZHANG T, JIANG R, et al. Vireous fibronectin and fibrinogen expression increased in eyes with proliferative diabetic retinopathy after intravitreal anti-VEGF therapy[J]. Invest Ophthalmol Vis Sci, 2017, 58(13): 5783-5791.

[44] VAN GEEST R J, LESNIK-OBERSTEIN S Y, TAN H S, et al. A shift in the balance of vascular endothelial growth factor and connective tissue growth factor by bevacizumab causes the angiofibrotic switch in proliferative diabetic retinopathy[J]. Br J Ophthalmol, 2012, 96(4): 587-590.

[45] HSU Y J, HSIEH Y T, YEH P T, et al. Combined tractional and rhegmatogenous retinal detachment in proliferative diabetic retinopathy in the anti-VEGF era[J]. J Ophthalmol, 2014, 2014: 917375.

[46] KISHI S, SHIMIZU K. Clinical manifestations of posterior precortical vitreous pocket in proliferative diabetic retinopathy[J]. Ophthalmology, 1993, 100(2): 225-229.

[47] ZHAO Z, YU X, YANG X, et al. Elevated intraocular pressure causes cellular and molecular retinal injuries, advocating a more moderate intraocular pressure setting during phacoemulsification surgery[J]. Int Ophthalmol, 2020, 40(12): 3323-3336.

[48] AOYAMA R. Morphological study on the intraocular proliferative membrane of proliferative diabetic retinopathy and proliferative vitreoretinopathy[J]. Nippon Ganka Gakkai Zasshi, 1990, 94(4): 383-393.

[49] LIN A, XIA H, ZHANG A, et al. Vitreomacular interface disorders in proliferative diabetic retinopathy: an optical coherence tomography study[J]. J Clin Med, 2022, 11(12): 3266.

[50] 郑文斌, 林英, 赖坤贝, 等. 重度非增生型糖尿病性视网膜病变患眼微创玻璃体切割手术后黄斑区形态结构及血流变化观察[J]. 中华眼底病杂志, 2022, 38(1): 34-39.

[51] IYER S S R, LAGREW M K, TILLIT S M, et al. The vitreous ecosystem in diabetic retinopathy: insight into the patho-mechanisms of disease[J]. Int J Mol Sci, 2021, 22(13): 7142.

[52] BARILE G R, PACHYDAKI S I, TARI S R, et al. The RAGE axis in early diabetic retinopathy[J].

Invest Ophthalmol Vis Sci, 2005, 46(8): 2916-2924.

[53] LIN J, CHANG J S, YANNUZZI N A, et al. Cost Evaluation of early vitrectomy versus panretinal photocoagulation and intravitreal ranibizumab for proliferative diabetic retinopathy[J]. Ophthalmology, 2018, 125(9): 1393-1400.

[54] KROLL P, RODRIGUES E B, HOERLE S. Pathogenesis and classification of proliferative diabetic vitreoretinopathy[J]. Ophthalmologica, 2007, 221(2): 78-94.

[55] PENDERGAST S D, HASSAN T S, WILLIAMS G A, et al. Vitrectomy for diffuse diabetic macular edema associated with a taut premacular posterior hyaloid[J]. Am J Ophthalmol, 2000, 130(2): 178-186.

[56] NAWAZ I M, REZZOLA S, CANCARINI A, et al. Human vitreous in proliferative diabetic retinopathy: characterization and translational implications[J]. Prog Retin Eye Res, 2019, 72: 100756.

[57] HOLEKAMP N M. The vitreous gel: more than meets the eye[J]. Am J Ophthalmol, 2010, 149(1): 32-36.

[58] BRESSLER S B, BEAULIEU W T, GLASSMAN A R, et al. Factors associated with worsening proliferative diabetic retinopathy in eyes treated with panretinal photocoagulation or ranibizumab[J]. Ophthalmology, 2017, 124(4): 431-439.

[59] HUTTON D W, STEIN J D, GLASSMAN A R, et al. Five-year cost-effectiveness of intravitreous ranibizumab therapy vs panretinal photocoagulation for treating proliferative diabetic retinopathy: a secondary analysis of a randomized clinical trial[J]. JAMA Ophthalmol, 2019, 137(12): 1424-1432.

[60] EARLY VITRECTOMY FOR SEVERE VITREOUS HEMORRHAGE IN DIABETIC RETINOPATHY. Four-year results of a randomized trial: diabetic retinopathy vitrectomy study report 5[J]. Arch Ophthalmol, 1990, 108(7): 958-964.

[61] TAN S Z, STEEL D H, STANZEL B V, et al. Safety and effectiveness of pre-emptive diabetic vitrectomy in patients with severe, non-fibrotic retinal neovascularisation despite panretinal photocoagulation[J]. Eye (Lond), 2023, 37(8): 1553-1557.

[62] FLAXEL C J, ADELMAN R A, BAILEY S T, et al. Diabetic retinopathy preferred practice pattern®[J]. Ophthalmology, 2020, 127(1): 66-145.

[63] KUMAGAI K, OGINO N, FUKAMI M, et al. Removal of foveal hard exudates by subretinal balanced salt solution injection using 38-gauge needle in diabetic patients[J]. Graefes Arch Clin Exp Ophthalmol, 2020, 258: 1893-1899.

[64] AZEN S P, SCOTT I U, FLYNN H W, et al. Silicone oil in the repair of complex retinal detachments. A prospective observational multicenter study[J]. Ophthalmology, 1998, 105(9): 1587–1597.

[65] BROURMAN N D, BLUMENKRANZ M S, COX M S, et al. Silicone oil for the treatment of severe proliferative diabetic retinopathy[J]. Ophthalmology, 1989, 96(6): 759–764.

[66] BERKER N, BATMAN C, OZDAMAR Y, et al. Long-term outcomes of heavy silicone oil tamponade for complicated retinal detachment[J]. Eur J Ophthalmol, 2007, 17(5): 797–803.

[67] RUSH R B, VELAZQUEZ J C, ROSALES C R, et al. Gas tamponade for the prevention of postoperative vitreous hemorrhaging after diabetic vitrectomy: a randomized clinical trial[J]. Am J Ophthalmol, 2022, 242: 173–180.

[68] YANG C M, YEH P T, YANG C H, et al. Bevacizumab pretreatment and long-acting gas infusion on vitreous clear-up after diabetic vitrectomy[J]. Am J Ophthalmol, 2008, 146(2): 211–217.

[69] O'GRADY G E. The use of intravitreal thrombin to control hemorrhage during vitrectomy[J]. Ophthalmology, 1986, 93(10): 1367.

[70] HEIMANN H, STAPPLER T, WONG D. Heavy tamponade 1: a review of indications, use, and complications[J]. Eye (Lond), 2008, 22(10): 1342–1359.

[71] YANG C M, YEH P T, YANG C H. Intravitreal long-acting gas in the prevention of early postoperative vitreous hemorrhage in diabetic vitrectomy[J]. Ophthalmology, 2007, 114(4): 710–715.

[72] BALAKRISHNAN D, JAIN B, NAYAKA A, et al. Role of tamponade in vitrectomy for proliferative diabetic retinopathy with vitreous hemorrhage[J]. Semin Ophthalmol, 2017, 32(4): 488–491.

[73] GRIGORIAN R A, CASTELLARIN A, BHAGAT N, et al. Use of viscodissection and silicone oil in vitrectomy for severe diabetic retinopathy[J]. Semin Ophthalmol, 2003, 18(3): 121–126.

第六章
手术并发症防治

糖尿病性视网膜病变（DR）手术的并发症十分常见，而且比其他眼内手术的并发症都复杂和严重。在术中和术后均可发生，几乎涉及眼科亚专科的所有领域。一名有经验的眼科医师，不仅要知道玻璃体手术的原理和步骤，还要熟练地掌握这些术中和术后并发症的预防和处理，才能达到手术的预期目的。

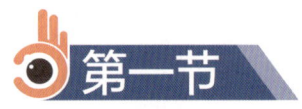

第一节

角膜

玻璃体手术中或手术后常常会出现角膜上皮水肿或剥脱、角膜基质水肿和内皮损伤。在DR患者中，上述并发症更易发生且更为严重。

一、角膜上皮缺损

（一）病因及临床表现

玻璃体切割术（PPV）中大约2%的病例因角膜上皮水肿需要刮除角膜上皮。术中角膜干燥、眼压波动和手术时间过长是导致术中角膜上皮水肿的主要原因，而术中滴表面麻醉剂（如1%丁卡因）过多和使用浓度高的散瞳剂（如5%去氧肾上腺素）棉片来散瞳均会加重角膜上皮的水肿。刮除角膜上皮后，一般术后2~3天就能愈合，但少数患者愈合不良可持续数周（多见于糖尿病患者）。上皮缺损也可以由术后缝线摩擦或高眼压引起。角膜上皮缺损可引起眼痛、畏光等症状。轻者仅见单纯角膜上皮缺损区，重者伴有上皮剥脱、角膜基质层水肿和后弹力层皱褶。长期的角膜上皮不愈合者甚至可出现角膜溃疡，产生角膜局部瘢痕或形成新生血管。

（二）预防

术中经常用平衡盐溶液湿润角膜和在尽可能短的时间内完成手术可明显减少术中角膜上皮水肿和刮除角膜上皮的需要。手术开始时角膜表面均匀覆盖白内障术中常用的玻璃酸钠黏弹剂，可有效保证角膜湿润透明1h以上，甚至手术全程不再需要平衡盐溶液湿润角膜。在不得已的情况下必须去掉角膜上皮以便看清眼内时，最好用显微无齿镊撕掉上皮，即使要刮除角膜上皮，可选择用虹膜恢复器或显微无齿镊的杆部刮除，以减少对前弹力层的损伤。刮除角膜上皮的范围与瞳孔大小相同，避免到达周边角膜。术前3天使用含有玻璃酸钠的滴眼液，也可显著地减少术中角膜上皮水肿和刮除上皮的需要。

（三）处理

在术后常规治疗中，包盖患眼可减轻患者的自觉症状。除使用抗炎和防感染药物外，加用重组人表皮生长因子滴眼液和重组牛碱性成纤维细胞生长因子能有效促进角膜上皮再生；局部使用玻璃酸钠、卡波姆滴眼液或羟甲基纤维素钠滴眼液可减少眼睑对角膜上皮的摩擦，促进上皮愈合。一般情况下，角膜上皮缺损在术后3天左右能完全愈合，较长者2周内也可治愈。如果患者复发角膜上皮缺损，在排除炎症或高眼压引起的原因外，暂停所有局部药物，包扎双眼12～24h足以促进上皮愈合。经积极系统治疗1周仍不愈合者，需要佩戴保护角膜的接触镜才能愈合。

二、角膜内皮损伤

（一）病因及临床表现

单纯的PPV治疗很少引起角膜内皮的损伤，然而在合并白内障的手术中，术中手术器械反复进出前房，白内障超声粉碎和灌注液体的刺激均可损伤角膜内皮，引起术后角膜后弹力层皱褶、角膜上皮和基质水肿，严重时角膜水肿呈瓷白色。如果患者以前曾有角膜外伤、青光眼或固有的角膜内皮细胞营养不良，上述症状会更加严重。长期接触气泡、重水和硅油也可损伤角膜内皮。角膜内皮的严重损伤将可能导致大泡性角膜病变或角膜带状变性的发生。

（二）预防及处理

减少角膜内皮损伤的方法：①减少前房灌注液体的量和速度；②使用组织相容性

更好的灌注液体；③提高摘除白内障手术技术；④使用对内皮细胞具有保护作用的黏弹剂；⑤减少器械进出前房的次数，如经睫状体平坦部切除晶状体或晶状体超声粉碎时，保留完整的晶状体前囊膜；⑥对于气体或硅油填充的眼，应通过术后面朝下体位避免填充物与角膜内面接触；⑦对前房下方的大量重水，可通过前房穿刺放出。术后角膜上皮水肿和基质水肿，局部使用高渗剂（5%氯化钠滴眼液或20%葡萄糖复合维生素B滴眼液）有助于水肿消退。角膜内皮具有移行和修复损伤区的功能，大多数患者最终能恢复角膜的透明性。如果角膜水肿或混浊持续存在（角膜内皮失代偿），为恢复患者的视功能，应做穿透性角膜移植术或角膜内皮移植术。

（李涛　刘宝怡）

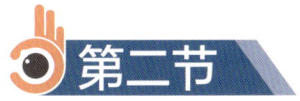

青光眼

青光眼被认为是玻璃体切割术（PPV）术后常见的并发症，其发生率为7.9%~20%，并且通常为开角型。术后眼内压（intraocular pressure, IOP）升高的原因有很多，包括类固醇、炎症、瞳孔阻滞和未指明的原因。Yu等人发表的一项回顾性研究表明，与非糖尿病患者相比，糖尿病患者PPV并没有增加术后青光眼的风险。前瞻性的视网膜和视神经玻璃体切割术评估（prospective retinal and optic nerve vitrectomy evaluation, PROVE）研究发现，PPV后术眼的视力和视网膜厚度有所改善，但眼压明显升高，部分患者可能出现视神经纤维层的下方变薄，提示存在早期青光眼风险。

新生血管性青光眼（NVG）是众所周知的糖尿病性视网膜病变（DR）PPV术后并发症，是年轻DR患者术后观察到的主要并发症之一。最近的研究表明，PPV术后发生NVG的主要危险因素有视网膜缺血、新生血管形成、对侧眼诊断为NVG，以及长时间复杂的手术操作。Yau等人证实DR患者PPV中单纯切除晶状体与植入人工晶状体相比，前者发生NVG的风险更高。

关于术后NVG防治的更多内容详见第七章第六节。

（李涛　刘宝怡）

第三节 晶状体

白内障是糖尿病性视网膜病变（DR）患者接受玻璃体手术后最常见的并发症之一。术中灌注液内与晶状体内的糖浓度差异可引起渗透压改变，导致白内障形成。另外，术中损伤晶状体，以及术后气泡与晶状体的接触均可引起晶状体混浊。糖尿病玻璃体手术本身也可引起晶状体核进行性硬化，发生率为17%~37%，2年内进行性核硬化的发生率为70%~80%，在用长效气体填充的眼发生率更高。中老年人（>50岁）比年轻人容易发生玻璃体手术后白内障。

一、术中白内障

眼内器械直接碰伤晶状体是最常见的原因，如灌注头、导光纤维、切割头和眼内激光头等，特别是在切除周边玻璃体和做周边视网膜光凝时容易损伤晶状体。做玻璃体基底部切除时还可能意外咬伤晶状体，引起晶状体混浊。手术时间长，反复气/液交换，也可引起术中晶状体后囊下混浊。另一种少见的白内障是灌注头的气体吹在晶状体后囊引起的周边后囊下局限混浊，发生在气/液交换后仍进行较长时间眼内操作时，主要见于使用弯灌注头的病例。对血糖控制不佳的患者，长时间手术时，可因灌注液和晶状体内糖浓度的差异引起渗透压改变，出现晶状体混浊。可在500 mL灌注液中加入50%高渗糖溶液3~4 mL，以预防晶状体混浊。

二、术后白内障

（一）气体性白内障

气体性白内障是指眼内注入气体后出现的一种特殊类型的白内障，与气体长期接触晶状体相关。

部分混浊或羽毛状、雪花状混浊时病变程度较轻，改体位为面朝下后，1~2天可以消失。全部混浊和葵花瓣状混浊时病变严重，较难逆转，最终发展成并发性白内障。不能逆转的气体性白内障，待玻璃体视网膜病情已经稳定，可酌情考虑行白内障手术。

（二）并发性白内障

1. 病因

保留晶状体的PPV可加速核硬化的过程，同时糖尿病本身被认为是此类患者白内障手术提前的危险因素。一些研究也指出糖尿病患者PPV术后出现对视觉产生显著影响的白内障的风险更高。一项对纳入早期DR治疗研究（ETDRS）患者的回顾研究显示，与未接受PPV治疗的糖尿病患者相比，已接受PPV治疗的糖尿病患者需行白内障摘除术的风险高出7倍。最近的研究显示糖尿病患者PPV术后行白内障手术的比例从5年57%到10年71%不等。

推测术后引起晶状体核硬化的因素包括：光毒性和液体动力学的紊乱。来自手术显微镜和来自眼内导光纤维的光毒性可能直接损伤晶状体或可能增加眼内温度，导致晶状体蛋白的变性。PPV术后，玻璃体空腔扩大导致的液体动力学改变也会对晶状体产生影响。临床上，大玻璃体空腔患者，如严重的近视眼和Wagner-Stickler综合征患者，晶状体核硬化发生率增加。此外，老年人玻璃体液化增加更常发生晶状体核硬化。这些临床观察提示，玻璃体术后晶状体核硬化与晶状体代谢改变有关。玻璃体手术后发生白内障的机制尚不清楚，推测可能与下列因素有关：①术中灌注液刺激；②玻璃体腔和晶状体周围内环境改变，如氧浓度的改变导致晶状体的氧化损伤；③玻璃体手术后致眼内液体成分发生改变。

即便有不少研究提出，由于晶状体的氧化应激的下调，DR可能对晶状体透明度有一定的保护作用，但PPV仍会加速晶状体混浊的发展使得糖尿病患者在很短的时间内就需要行白内障摘除手术。

2. 临床表现

常表现为术后短期视力改善，长时间视力又下降。晶状体混浊的类型包括皮质性、后囊下和晶状体核硬化等。后囊下白内障的发生率为4%~5.8%，核硬化的发生率为12%~80%。

3. 预防和处理

尚无有效的预防方法，长期滴抗白内障滴眼液可能有一定的效果。考虑到PPV术后白内障进展的可能性，有必要告知患者此潜在风险并提出联合手术的方案。当白内障发展影响视力时，建议行白内障超声乳化摘除和人工晶状体植入术。

（三）后发性白内障

1．病因

现代玻璃体视网膜手术常直接从睫状体平坦部切除晶状体和超声粉碎晶状体，保留前囊膜，以减少玻璃体手术对眼前节的扰动，避免硅油或气体进入前房。保留前囊膜后的一个严重并发症是前囊下上皮细胞增生，引起后发性白内障。发生原因也可能与炎症和硅油刺激有关。

2．临床表现

轻度后发性白内障，散瞳后可见晶状体周边部前、后囊膜粘连处出现半透明混浊，边缘可见环形混浊。在玻璃体手术中后囊已经破裂的部位，出现破裂边缘的环形白色混浊。严重前囊下增生病例，纤维组织收缩，可将前囊膜从周边撕脱。收缩还将悬韧带拉长，散瞳时可见晶状体悬韧带。增生囊膜收缩引起睫状体增厚，在瞳孔区就能见到睫状突。囊膜牵拉睫状体，可引起睫状体脱离，引起长期慢性低眼压。

3．预防和处理

玻璃体手术中尽量保留晶状体。若不得不切除晶状体时，可常规切除5～6 mm直径的中央前囊膜，保留中央区的透明，因为在保留晶状体前囊膜的眼，常见到囊膜增生后的混浊，影响观察眼底和患者视力。所以Lewis提倡为了预防前段增殖性玻璃体视网膜病变（anterior proliferative vitreoretinopathy，APVR），应将晶状体囊膜和悬韧带全部切除，这也从根本上消除了后发性白内障的问题，同时也减少了发生APVR的可能。后发性白内障影响视力和观察眼底时，可用Nd:YAG激光行混浊囊膜切开。对于后发性白内障牵拉导致睫状体脱离和低眼压的患者，可以考虑硅油填充以维持眼压，对于严重增生的晶状体囊膜牵拉应再次手术时将所有囊膜充分切除。

（李涛　刘宝怡）

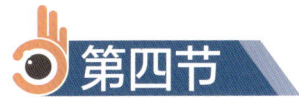

第四节 玻璃体

一、玻璃体积血

玻璃体积血是糖尿病性视网膜病变（DR）患者行玻璃体手术术中和术后常见的并发症。术中眼内出血模糊了手术者的视野，妨碍安全手术，也使术后观察眼底困难，对视网膜并发症无法检查和处理。此外，术后眼内出血增加了视网膜脱离和再增生的危险，还可能需要再次玻璃体手术清除眼内积血。

术中出血的预防和控制方法详见第五章第八节。

部分增殖型糖尿病性视网膜病变（PDR）患者经过玻璃体切割术（PPV）治疗后会出现复发性玻璃体积血，研究显示复发率低于5%，而新生血管是再出血的主要来源。术后玻璃体积血的介绍详见第七章第一节。

二、眼内纤维素形成

DR患者本身血-视网膜屏障功能已经损伤，PPV可进一步加重血-视网膜屏障功能破坏，导致术后眼内纤维素沉着。最常见的是在玻璃体腔内形成白色条索状或网状纤维素渗出物，术后第2天较明显，逐渐加重或减轻。严重纤维素沉着在前房可导致瞳孔阻滞，大量纤维素形成（纤维素样综合征，fibrinoid syndrome）在玻璃体腔可导致机化膜形成、牵拉性视网膜脱离、睫状体脱离的低眼压，或虹膜红变伴新生血管性青光眼。如果存在视网膜脱离，纤维素可形成在视网膜下腔。典型纤维素样综合征见于青年性糖尿病患者，伴严重视网膜缺血后迅速发展成视网膜病变，且药物控制不良和出现肾脏并发症。DR患者行PPV治疗后纤维素形成的危险因素包括晶状体切除、广泛膜剥离、巩膜硅压和广泛的全视网膜光凝。

在手术结束时，眼内注入曲安奈德、球结膜下注射地塞米松和术后频繁滴用可的松滴眼剂可预防术后炎症反应和纤维素形成。然而，当严重的纤维素反应发生时，可用重组组织型纤溶酶原激活剂（recombinant tissue plasminogen activator, rt-PA）。使用rt-PA的指征是瞳孔阻滞伴眼压升高，或纤维素遮住瞳孔妨碍术后治疗。用30号针头将3 μg的rt-PA从角膜缘注入前房，最好在术后48~72 h后进行，过早有增加眼内出血的风险。

有广泛纤维素形成的眼其预后特别差。向玻璃体腔注入rt-PA 3~5 μg，可迅速分解纤维膜和减轻牵拉性视网膜脱离，但易出现继发眼内出血和纤维素再形成，再发牵拉性视网膜脱离。对大量纤维素形成最好的处理方法是再次玻璃体切除，清除纤维素和硅油眼内填充。

三、前段玻璃体纤维血管增生

前段玻璃样纤维血管增生（anterior hyaloidal fibrovascular proliferation, AHFVP）又称纤维血管内生（fibrovascular ingrowth），是DR患者PPV术后的严重并发症，发生率为13%。常见于男性青年长期糖尿病者，尽管已经做过全视网膜光凝，但视网膜广泛缺血和新生血管化，不伴肾病或高血压。AHFVP最常发生在有晶状体眼玻璃体切割和巩膜硅压术处理糖尿病牵拉性视网膜脱离术后的前几周，其主要原因是由于前部视网膜缺血造成VEGF高表达，甚至有的患者在PPV术后3~12周发展成玻璃体积血。纤维血管增生过程可能涉及前部玻璃体、晶状体后囊、睫状体和虹膜。增生的血管来自周边视网膜，并向晶状体的赤道部和后表面扩展。研究证明，AHFVP实际上就是嵌顿在巩膜穿刺孔的玻璃体增生和纤维血管化引起的并发症。随着时间的推移，纤维血管组织收缩，引起周边视网膜牵拉性脱离，视网膜前移位和睫状体脱离。需要及时的手术干预以阻止疾病进展，如果不处理，最终导致低眼压和眼球萎缩。

对AHFVP的处理，取决于医生的高度警觉和及时发现。早期屈光间质清晰时，可发现前段视网膜处的增生，对视网膜或睫状体没有牵拉，此时做前段视网膜广泛光凝效果较好。但对较晚期病例，采用光凝、冷凝或巩膜加压均无效，需要做经睫状体平坦部晶状体切除和PPV。周边纤维组织可通过巩膜压陷观察，电凝血管后，用切割头切除纤维血管组织，早期病例不需要视网膜切开。在晚期病例，需要视网膜切开。在电凝纤维血管组织后，用切割头切除增生的组织。当不能完全松解对视网膜的牵拉时，在纤维血管组织后做视网膜切开，切除纤维血管组织和粘连的视网膜。大象限视网膜切开后，用重水压平视网膜，然后光凝、气/液交换和硅油填充。

预防AHFVP的最好办法是初次行玻璃体切割时就将玻璃体基底部和睫状体平坦部玻璃体全部切除，避免玻璃体嵌顿于巩膜穿刺孔处。

（李涛　刘宝怡）

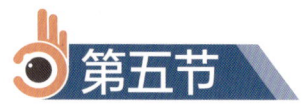

第五节 视网膜

一、视网膜切开和切除并发症

视网膜切开和切除可产生严重的并发症，导致手术失败。一般情况下，能用其他方法解除玻璃体视网膜收缩，就不要轻易做视网膜切开。手术中的主要并发症是出血、损伤视网膜色素上皮和脉络膜、视网膜切口扩大、不能打开和展平视网膜。术后并发症是增殖性玻璃体视网膜病变（PVR）、低眼压、脉络膜新生血管形成，以及切开孔引起的视网膜脱离和视野缺损。

（一）术中并发症

1. 出血

切开视网膜前没有有效地电凝和闭塞视网膜血管，切开处小血管渗血，意外扩大视网膜切口和排液时视网膜嵌顿进入笛形针也可损伤视网膜引起出血。遇到眼内出血，先升高眼压，同时在灌注液内加入1∶1 000的肾上腺素，出血多能止住，也可用眼内电凝，对出血点进行充分止血。

2. 损伤视网膜色素上皮和脉络膜

在做视网膜切开和切除时，眼内剪刀、切割头、眼内光凝头和其他眼内器械易直接碰伤视网膜色素上皮和脉络膜，特别是视网膜脱离较浅，在切开锯齿缘视网膜时最容易产生。损伤脉络膜可能立即引起出血，可通过提高灌注压和使用电凝止血。损伤脉络膜后易导致术后脉络膜新生血管形成，如果损伤发生在后极部，术中视网膜复位后应立即光凝围住损伤区，预防术后并发脉络膜新生血管。

3. 视网膜切开孔扩大

行视网膜切开内排液时,应精细控制电凝能量及范围,避免过度电凝导致视网膜坏死及切口扩大。气/液交换应缓慢、平稳进行,并密切监测眼压。抽吸视网膜下液时,选用合适口径笛头,轻柔操作,避免视网膜嵌顿导致切口扩大。若切口扩大,应确保光凝范围充分包绕整个切口及周边潜在薄弱区。

4. 重水进入视网膜下

大象限视网膜切开和切除后重水进入视网膜下很常见,临床上常见为视网膜下重水、视网膜前重水和前房重水残留。大量重水在眼内残留,对视网膜产生化学毒性和物理压迫的损伤,可严重影响视功能。

(二)术后并发症

1. 视野缺损

周边视网膜切开和切除引起周边视野缺损,但没有后极部视网膜切开明显。后极部视网膜切开孔在离视神经乳头5DD范围内可引起明显的视野缺损,应尽可能地在远离视神经乳头的部位做视网膜切开排液孔,减少引起的视野缺损。目前,大多数病例均采用重水排出视网膜下液的方法,已经很少做后极部视网膜切开内排液,这种并发症已不常见。即使视网膜病变累及后极部,也应尽可能通过周边视网膜切开和切除来缓解。

2. 增殖性玻璃体视网膜病变

这是对视网膜损伤后产生的一种瘢痕化反应,最常见于视网膜切开部位,形成白色机化膜。增生膜最常位于裂孔边缘,或横跨裂孔上,严重的增生常将视网膜裂孔再拉开,引起视网膜脱离。如果是PDR患者,机化膜内常有新生血管。术中避免眼内出血,用减少术后纤维渗出和眼内炎症反应的药物,可预防或减轻术后纤维组织增生。对大象限视网膜切开、APVR切除、视网膜僵硬和眼内严重炎症的病例,应常规行硅油填充,减少视网膜脱离并发症。如果术后发生视网膜脱离累及黄斑,应早日再次手术。

3. 低眼压

大象限视网膜切开和切除后暴露的大片视网膜色素上皮裸露区,增加眼内液体的吸收,常引起术后低眼压。有研究报告,术后眼压≤5 mmHg的发生率为43%,常与PVR纤维化和APVR引起的睫状体脱离相关。如果伴有视网膜脱离,就更有可能出现低眼压。这些因素一起引起和加重术后低眼压。因此,术中应充分松解APVR的牵拉,尽量减少大象限视网膜切开和切除，预防术后低眼压。

二、复发性视网膜脱离

复发性视网膜脱离是一种严重的并发症，发生率为1.5%~17%，具体分为牵拉性、孔源性和渗出性。糖尿病患者PPV术后视网膜脱离的主要危险因素是PPV的适应证本身和进行性纤维血管增生的程度。和仅有玻璃体积血的患者相比，伴有牵拉性视网膜脱离的患者术后发生视网膜脱离的比率更高。多项研究显示因玻璃体积血行PPV后发生孔源性视网膜脱离的概率为0~4.3%。具体详见第七章第五节术后视网膜脱离的处理。

三、黄斑异常

PPV术后黄斑前膜（epiretinal membrane, ERM）已被证明会导致PDR患者出现各种黄斑异常。通过在初次PPV术中进行ERM和内界膜剥离，可以预防这些异常。

四、视网膜中央动脉阻塞

在PDR患者中，由于PPV术后眼睛可能不会表现出急性中央视网膜动脉闭塞（central retinal artery occlusion, CRAO）中常见的樱桃红斑和动脉栓子，因此在这些患者中，更可靠的CRAO指标可能是光学相干断层扫描（optical coherence tomography, OCT）中内层视网膜的光反射增加，以及荧光素眼底血管造影中的充盈时间延长。鉴于通过眼底镜检查难以识别CRAO的早期迹象，密切监测高危患者、严格控制术中眼压、尽量缩短手术时间显得至关重要。

（李涛　刘宝怡）

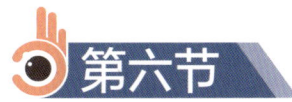

第六节

视神经

视神经受累时称为糖尿病性视神经病变（diabetic optic neuropathy, DON），其可合并或不合并糖尿病性视网膜病变（DR）。DR患者中DON的平均发生率约为38.4%，其中非增生型DR患者DON的发生率为6.2%，而增生型DR患者DON的发生率为66.5%。目前关于DON的分类尚存在争议。国内外文献多将DON分类为糖尿病性视神经乳头病变（diabetic papillopathy, DP）、非动脉炎性前部缺血性视神经病变（non-arteritic anterior ischemic optic neuropathy, NAION）、视神经乳头新生血管和视神经萎缩。玻璃体手术刺激可引起机体应激反应，使DON发生率增高。此外，玻璃体手术过程中眼压波动可能导致视神经损害，特别是在已经存在DON高危因素的糖尿病患者中，需要格外重视手术中的眼压控制。建议采取以下措施：①尽量缩短手术时间，避免长时间的高眼压对视神经的损害；②术中眼压应严格控制在20 mmHg以内，如有需要可适当降低灌注压；③使用自闭型Trocar系统，注意避免操作时剧烈的眼压波动对视网膜神经纤维层和视神经的损伤；④在气/液交换和充气状态下行激光治疗时，应尽量缩短操作时间，减少高眼压对已受损视神经的进一步损害。此外，对于合并有DON或其他高危因素的患者，术中更应该严格控制眼压，必要时可以选择降低灌注压进行手术。

DON是可防、可控、可避免的致盲性眼病，早期诊断、有效治疗对延缓疾病进展、减轻视功能损伤至关重要。一旦发生DON，应当积极治疗，以下措施可供选用，其中以控制血糖浓度稳定为主，视神经保护的理念需要融入糖尿病眼病防治的全过程。

（1）控制血糖浓度和其他危险因素　注重个体化血糖浓度控制目标，科学降低血糖浓度，同时重视血糖浓度降低的速度和幅度，是预防和治疗DON最重要的措施。需要注意的是，尽管血糖浓度过高是DP的主要原因，但是短时间内血糖浓度骤降也可能诱发DP。对于合并拥挤的视神经乳头的糖尿病患者，应特别注意进行DON筛查。糖尿病患者应早期进行眼底筛查，以及色觉、亮度、对比敏感度和视野检查，非眼科机构可借助人工智能技术辅助开展筛查工作，并通过对糖尿病患者及其家属进行健康教育，鼓励患者坚持健康的生活方式，严格控制血糖、血压、血脂及阻塞性睡眠呼吸暂停综合征等全身危险因素，以期达到DON的早期预防和早期治疗。

（2）糖皮质激素治疗　对于糖尿病性NAION需要慎重使用全身性糖皮质激素。NAION急性期视神经乳头水肿明显的患者短期口服泼尼松（每千克体重1 mg/d）有可能促进视神经乳头水肿消退，但尚未证实可确切有效改善患者的视功能。在使用糖皮质激素期间应注意监测血糖浓度，并随时调整降血糖药物的剂量，以避免糖皮质激素诱发血糖浓度升高或明显波动，反而加重病情。

（3）营养神经　常用药物包括B族维生素（维生素B_1、维生素B_6、维生素B_{12}）、甲钴胺、胞二磷胆碱钠和鼠神经生长因子等。

（4）改善微循环　常用药物包括复方樟柳碱、氢溴酸樟柳碱、银杏叶提取物、前列腺素类药物和活血化瘀中成药（如复方血栓通等），可改善微循环和组织的缺血缺氧状态。

（5）抗氧化应激治疗　通过抑制脂质过氧化，增加神经营养血管的血流量，增加神经Na^+-K^+-ATP酶活性，保护血管内皮功能。常用药物有α-硫辛酸。

（6）抑制醛糖还原酶活性　依帕司他是一种醛糖还原酶抑制剂，可抑制多元醇通路异常和代谢紊乱，有效改善糖尿病神经病变的主观症状和神经传导速度。

（7）抗VEGF药物　在DP和NAION急性期视神经乳头水肿严重时，玻璃体腔注射抗VEGF药物可促进视神经乳头水肿消退，缩短病程。但部分研究结果表明，在NAION急性期玻璃体腔注射抗VEGF药物的治疗效果欠佳，甚至可能进一步损伤视功能，因此开展上述治疗尚需谨慎。

（李涛　刘宝怡）

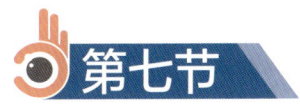

第七节 脉络膜

一、脉络膜脱离

脉络膜脱离（choroidal detachment）是液体或血液聚积在葡萄膜和巩膜之间，在玻璃体手术中和术后均可发生，术后脉络膜脱离的发生率大约是3.9%。

（一）病因

玻璃体手术发生的脉络膜脱离分为浆液性和出血性2种，一般将术中和术后发生的出血性脉络膜脱离定义为脉络膜上腔出血，此类情况将在后文讨论。浆液性脉络膜脱离与下列一些因素有关：术前存在脉络膜脱离和低眼压，术中发生灌注头进入脉络膜上腔灌注，术中低眼压，巩膜环扎影响涡静脉回流，广泛视网膜光凝，以及使用液体及气体填充。术后因素可能与低眼压和严重的眼内炎症有关，视网膜裂孔未封闭和持续的视网膜脱离也是脉络膜脱离的诱因之一，各种原因引起的慢性眼球萎缩状态也常伴有脉络膜脱离。

（二）临床表现

术中常在低眼压的情况下见到某个象限的棕色脉络膜隆起，可能是灌注管阻塞或灌注液体已用尽（眼球壁塌陷）。术中发生脉络膜脱离应注意和脉络膜上腔出血相鉴别，浆液性脉络膜脱离常表现为低眼压，出血性常出现高眼压，同时能见到出血进入玻璃体腔或从巩膜穿刺孔流出眼外。术后发生的脉络膜脱离常伴有低眼压和眼内严重炎症表现，也可伴有裂孔未封闭和视网膜脱离。脉络膜棕色隆起可局限或达到360°范围，球形隆起或扁平脱离。如果是液体填充，B超可发现脉络膜上腔出现液体暗区，可和出血性脱离相区别。活体超声显微镜检查不受眼内填充物性质的影响，而且发现脉络膜脱离的阳性率更高。

（三）预防及处理

应针对病因进行预防，防止脉络膜上腔灌注中断和术中、术后低眼压。术中浆液性脉络膜脱离范围小，不用处理，对大范围脉络膜脱离可试行术中引流。暂时关闭上方2个巩膜穿刺孔，在脉络膜脱离区域，用尖刀片45°斜行放射状切开巩膜约3 mm，进入脉络膜上腔，按压切口下缘，通过灌注液的压力，排出上腔液体。切口在睫状体平坦部区域不用缝合，让其继续排出脉络膜上腔液体。如果巩膜切口在其他部位，应缝合1针。完成玻璃体手术，有视网膜裂孔者可采用硅油填充。如是脉络膜上腔出血，立即结束手术。

术后脉络膜脱离常见于液体或空气眼内填充病例，可用大剂量肾上腺糖皮质激素和非甾体类抗炎药抑制炎症反应，但需注意控制血糖波动。上述处理一般能促进脉络膜上腔液体吸收，眼压逐渐恢复。如果是视网膜裂孔未封闭所致，用药物治疗无效，应早日再次行玻璃体手术，排出脉络膜上腔液体，封闭视网膜裂孔和眼内硅油填充。

二、脉络膜上腔出血

脉络膜上腔出血（suprachoroidal hemorrhage, SCH）是指脉络膜与巩膜的潜在间隙内突然聚积大量血液引起的脉络膜脱离，是玻璃体手术的严重并发症。在传统白内障手术和角膜移植等有较大开放切口的患者，可将眼内组织推出眼外，因此，又称为驱逐性脉络膜上腔出血。因为玻璃体手术的切口较小，不会出现驱逐性大出血，但出血引起的脉络膜和视网膜脱离，以及眼内积血和青光眼，可导致视力严重减退或全部视力的丧失。玻璃体手术中脉络膜上腔出血罕见，发生率是0.17%~0.41%。

（一）病因

穿行于脉络膜上腔的睫状动脉系统某一分支破裂是术中发生SCH的常见原因，可能与排视网膜下液或睫状体平坦部巩膜穿刺孔对脉络膜血管的损伤有关，或者与放置巩膜加压物对涡静脉的压迫和损伤有关。也可起因于巩膜缝线穿破脉络膜或者自发血管破裂，尤其是术中发生低眼压时产生。

（二）危险因素

1. 眼局部因素

①高度近视；②有过多次巩膜加压术或宽环扎术；③脉络膜脱离型视网膜脱离；④广泛冷凝；⑤无晶状体眼或人工晶状体眼；⑥经巩膜面排视网膜下液；⑦眼内炎症；⑧短期内多次手术；⑨玻璃体切割术中同时行硅压术。

2. 全身因素

高龄、动脉硬化、高血压、糖尿病、血液病或凝血障碍患者容易发生。

3. 术中及术后有关因素

球后麻醉不充分，术前高眼压未降低或术中突然降低眼压，术中或术后患者行屏气呼吸和咳嗽等增加腹压动作，术中玻璃体脱出，术中高血压，术后眼外伤，使用组织纤溶酶原激活剂。

（三）临床表现

1. 症状

患者可有剧烈眼痛、头痛、躁动、恶心和呕吐，视力突然锐减至手动或光感，严重者立即丧失光感。

2. 体征

术中发生SCH时，在某个象限会看到脉络膜进行性隆起，同时可伴有巩膜穿刺孔出血进入玻璃体腔或眼外。可发生角膜水肿、前房变浅、眼压升高和瞳孔缩小。

3. 超声波检查

B超可显示脉络膜高度隆起，严重者中部视网膜相互吻合。脱离的脉络膜上腔充满不规则回声，提示存在血凝块。随后检查，不规则回声开始减少，在术后2周左右脉络膜上腔表现为液化回声波，此时，可通过玻璃体切割术去除SCH并同时做硅油填充术。

（四）预防

术前对患者进行彻底的全身和眼部检查，特别注意与SCH相关的危险因素。控制有关疾病，尽量避免使用阿司匹林和其他抗凝血药物，同时解除患者顾虑。术前适当用镇静剂，少用或不用有升高血压作用的药物（肾上腺素和去氧肾上腺素）。避免眼压波动过大和做屏气动作。提高手术技巧，尽量缩短手术时间，减少手术创伤。术后防止眼外伤或用力挤压眼球，避免剧烈咳嗽和屏气等动作。

（五）处理

1. 术中处理

术中发生SCH，应立即关闭手术切口，结束手术。如果继续操作，有可能出现更多难以处理的并发症。关闭穿刺孔后短时间内眼压升高，有利于防止进一步出血。不提倡做后巩膜切开排出脉络膜上腔出血和降低眼压的操作，后巩膜切开引流积血虽可使眼压暂时下降，但影响破裂的睫状血管血栓形成，从而加重脉络膜上腔出血，使眼压进一步升高。另外，术中也难以排除脉络膜上腔出血形成的血凝块。在关闭切口的同时静脉输入高渗剂降低眼压。术后加强对症处理，口服乙酰唑胺和联合多种降眼压药物降低眼压，全身及眼局部使用大剂量肾上腺糖皮质激素减轻眼内炎性反应，注意监控全身血糖。

2. Ⅱ期手术

局限性脉络膜上腔出血预后相对较好，一般不需要手术，以保守治疗为主；而严重性出血则预后差，应在脉络膜上腔出血后的7～14天，B超发现脉络膜上腔凝血块出现液化时，早日手术。

（1）手术指征　①视网膜脱离；②视网膜吻合的出血性脉络膜脱离；③玻璃体腔大量积血；④高眼压；⑤难以控制的严重眼部疼痛。

（2）手术方式　用1 mL注射针头斜向穿刺入脉络膜上腔，拔针后待液化血液溢出，眼内压下降，于高度隆起的4个象限进行脉络膜上腔rt-PA注射（每象限10 μg/0.2 mL）。24 h后行脉络膜上腔放液，然后按脉络膜脱离型视网膜脱离手术的原则和方式处理SCH。也有部分学者提出在玻璃体手术前2 h进行脉络膜上腔rt-PA注射。部分病例在引流的同时，需从角膜缘穿刺，用空气、平衡盐溶液或透明质酸钠形成前房。在视网膜前膜充分剥离后，用重水展平视网膜，行眼内光凝、气/液交换和硅油眼内填充。

（李涛　刘宝怡）

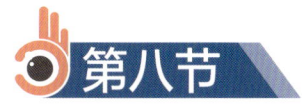

第八节

眼内炎

一、病因和临床表现

玻璃体切除术后眼内炎（endophthalmitis）是一种少见的并发症，发生率在0.14%~0.39%。由于免疫反应的改变和手术时间较长，糖尿病可能是玻璃体切割术（PPV）术后眼内炎的危险因素。最近一项关于PPV术后眼内炎风险的研究发现，糖尿病是潜在的诱发因素（47%的感染者患有糖尿病）。这些结果证实，即使PPV术后的总体感染率很低，糖尿病有可能会增加术后眼内炎的风险。

眼内炎的临床表现为术后1~2天出现眼痛和视力下降，球结膜充血和水肿，眼睑肿胀和前房纤维渗出物。这些临床表现常和手术后的其他反应相混淆，不易区别。如果术后这些症状不减轻而逐渐加重，应考虑眼内感染，当出现前房积脓时可以做出临床诊断。

以下几种情况也会出现前房积脓的表现，必须和感染性前房积脓相区别。①假性前房积脓（pseudohypopyon），其原因可能是大量炎性细胞渗出或出血分解产物沉积在前房。临床表现为术后第1~2天前房下方出现暗黄色的积脓，转动体位时可发现这些积脓呈泥沙状。②视网膜下出血患者，术中没有彻底清除的视网膜下出血变性产物，术后通过视网膜裂孔进入玻璃体腔和前房。上述两种情况都可伴随眼压升高，特别是后一种情况，常出现类似急性闭角型青光眼样恶心、呕吐、眼胀和头痛，眼压急剧升高，难以降低。③"曲安奈德反应"，术后1~2天，前房下方出现白色沉积物，但患者无明显眼内感染的自觉症状和体征，眼压可以正常或升高。

二、预防和处理

预防术后眼内感染应常规在玻璃体手术结束之前于球结膜下注射广谱抗生素，最常用的是妥布霉素。如果感染确实发生，通常没有再次行玻璃体切割的必要，可直接用针头从睫状体平坦部进针，抽出玻璃体液做微生物涂片检查和微生物平板培养加药物敏感试验（同时做细菌和真菌培养），宏基因组测序和G试验检测对明确感染的病原体具有重要作用。抽取玻璃体液的同时向玻璃体腔内注入抗生素药物，全身使用大剂量的1~2种广谱抗生素（头孢类和氧氟沙星类），以后根据药物敏感试验结果选择药物。控制感染的情况下可全身使用肾上腺糖皮质激素以减轻眼内炎症反应，但需注意监控全身血糖。局部球结膜下注射广谱抗生素（妥布霉素或万古霉素）和地塞米松，连续3天。以上处理一般能有效地控制眼内感染。

（李涛　刘宝怡）

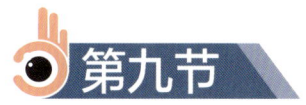

第九节 麻醉并发症

糖尿病患者在接受手术时，麻醉和手术可加重病情，而病情严重或术前全身情况控制不满意的患者，可能发生糖尿病性酮症酸中毒、循环衰竭，甚至死亡，因此，糖尿病患者的围手术期管理十分必要。手术刺激可引起机体应激反应使血糖增高，而精神紧张、疼痛、出血、缺氧及二氧化碳蓄积等可加重患者的应激反应。理想的麻醉应有效地减少应激反应，避免影响机体代谢。麻醉方式的选择应根据病情、有无并发症及并发症的严重程度、手术部位及大小和手术要求等多方面进行评估。一般来说，球后神经阻滞麻醉对机体代谢的影响小，而全身麻醉对机体代谢的影响大，术中应加强麻醉管理，避免加重已存在的代谢紊乱。糖尿病性视网膜病变（DR）患者接受玻璃体切割术（PPV）的常用麻醉方法及其并发症如下。

一、球后神经阻滞麻醉

神经阻滞麻醉对机体生理功能的干扰小，并可减少深静脉血栓的发生，对于四肢手术较为适宜。但应注意局部麻醉药量较大时可发生心肌抑制，应严密观察，及时处理。眼部球后神经阻滞麻醉可能出现的并发症如下：

（一）球后出血

球后出血的发生率为1%～3%，因球后注射损伤血管所致。如刺破静脉则出血比较缓慢，应立即用手掌压迫眼球，一般压迫1 min后放松10 s，直到出血停止。继续压迫5 min左右，待眼睑松弛后，仍可继续手术。如动脉出血，眶压迅速增高，眼球突出，眼睑紧闭，严重者出现恶心、呕吐甚至呼吸及心跳暂停、意识丧失（眼-心反射），必须暂停手术，立即进行心肺复苏抢救，然后压迫止血并用绷带包扎，待2～3天后根据情况再行手术。最严重者可因眼眶压力增高导致视网膜动脉阻塞，最后发生视神经萎缩。为避免球后出血，必须熟练掌握球后注射技巧，同时不宜选用过细、过锐的穿刺针头。

（二）眼球壁刺穿

其发生率约1/12 000。眼轴超过26 mm或眼前段葡萄肿是其危险因素。

（三）视神经损伤

视神经损伤的发生率极低，当穿刺针的长度超过31 mm时，视神经损伤的风险将会增加。

（四）眼外肌损伤

主要与局部麻醉药物直接注射到眼外肌或者与局部麻醉药物的毒性有关，一般在24 h内眼外肌损伤症状消失。在眼外肌损伤的患者中，约有25%的患者症状超过6周或发生永久性损伤。因此，球后阻滞麻醉时麻醉药物不超过5 mL，利多卡因浓度不高于2%。

（五）局部麻醉药所致暂时性黑矇

可发生于球后注射局部麻醉药后即刻或数分钟内。先出现眼前发黑，然后黑矇。眼部可见上睑下垂，瞳孔开大，眼底正常或视网膜中央动脉痉挛，视神经、视网膜缺血等表现。发生的原因可能是局部麻醉药的直接作用，造成视网膜中央动脉或视神经动脉分支痉挛。对于青光眼晚期视野已呈管状者，更易出现以上症状。一旦发生黑矇应立即按视网膜中央动脉阻塞处理，吸入亚硝酸异戊酯0.2 mL，3～5 min后便可出现光感。若不加处理，30～60 min也可出现光感，约数小时后视力逐渐恢复。

（六）局部麻醉药引起呼吸抑制

该并发症的发生率为0.3%～0.8%，一旦发生即病情紧急，可危及患者生命安全。局部麻醉药注入后快速渗入视神经周围硬膜下间隙，进入脑桥及中脑部，因此在循环系统受累之前就可出现呼吸停止和意识丧失。治疗关键是及时发现，控制气道，进行人工呼吸，直至呼吸恢复。经过上述紧急处理后，患者一般在1 h内恢复。

二、全身麻醉

全身麻醉便于对呼吸系统及循环系统的管理，可选用安氟醚、异氟醚、氧化亚氮等对血糖影响极小的药物。高达40%的糖尿病患者喉镜显露声门困难，可能是由于关节僵硬，寰-枕关节活动度减小所致。此类患者对气管插管的心血管反应过强，麻醉诱导期应维持适宜的麻醉深度。

（一）麻醉期间管理

手术及麻醉等各种应激性刺激使得临床上难以将血糖控制在一个很窄的范围，通常认为围手术期可接受的血糖低限是不引起低血糖发作，高限是不会引起渗透性利尿和高渗性昏迷。

（1）术前需口服降糖药的患者在接受短小手术时，术前可不停用降糖药。手术中及手术后应反复测定血糖水平。如行较大手术，应在术前几天停用口服降糖药而改用正规胰岛素治疗。

（2）对于行较大手术的患者，可考虑术前几天改用正规胰岛素以便围手术期更好地控制血糖。术中可采取静脉持续低速输注5%葡萄糖液（如100 mL/h）作为基础补充，但需密切监测血糖，一旦发现血糖有升高趋势或超过预期范围，可立即减慢或暂停含糖液的输入，并根据血糖值调整胰岛素用量。若血糖偏高，则不需额外补糖，选择无糖液体（如生理盐水或林格液）维持液体平衡；若血糖偏低或有低血糖风险，可适当增加含糖液体同时配合给予相应剂量的胰岛素，确保血糖在安全范围内。

（3）对于术前已使用长效或中效胰岛素的患者，最好于术前1~3天改用正规胰岛素。此类患者术中胰岛素用量应参考术前用量，或先按胰岛素与葡萄糖1∶4（即1 U胰岛素加入4 g葡萄糖液中）比例使用，然后根据血糖测定结果调整。

（4）合并严重心脏疾患或自主神经功能异常的患者对有血管抑制作用的麻醉药、血管扩张药较敏感，容量不足及失血时易出现血压下降，且程度较重。另一方面，患者对手术操作等刺激的敏感性增加，当刺激较强或应用某些血管活性药物时，易出现较剧烈的心血管反应。因此，应维持适当的麻醉深度，麻醉操作要尽量轻柔，尽量避免循环动力学的剧烈波动。

（5）合并有自主神经病变的患者常常胃排空延迟，应注意防止麻醉诱导期间发生胃反流、误吸。

（6）长期使用胰岛素的患者，在体外循环后期采用鱼精蛋白逆转肝素的残余作用时应非常小心慎重。

（二）麻醉中监测

（1）术中除常规监测血压、心电图、脉搏、氧饱和度外，还应加强有创性监测如直接动脉测压、肺动脉漂浮导管测压等，及时了解循环动力学变化。

（2）术中应加强呼吸管理，避免缺氧和二氧化碳蓄积。

（3）术中应监测尿量，以了解肾功能状态。

（4）术中应根据病情反复测定血糖、尿糖、尿酮体，依据检测结果给予适当治疗，如静脉输注胰岛素，或输注含葡萄糖的液体。

（李涛　刘宝怡）

第十节

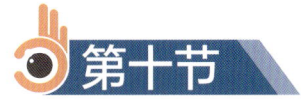

手术全身意外防治

术后要继续监控患者的全身情况，做出有针对性的处理，必要时请内科医生会诊。

一、低血糖

当血糖低于正常低限时可引起相应的症状与体征。低血糖一般是指血糖＜2.8 mmol/L（50 mg/dL）。严重低血糖（指血糖＜1.4～1.7 mmol/L或25～30 mg/dL）时患者可出现低血糖昏迷。对糖尿病患者而言，血糖＜3.9 mmo/L即易发生低血糖反应。

（一）原因

术前口服降糖药或胰岛素用量过大、应用中长效胰岛素不适当是造成围术期低血糖的主要原因。低血糖是胰岛素瘤的主要症状，也见于其他疾病如肝硬化、垂体功能低下、肾上腺功能不全、肝脏占位性病变及肉瘤等。

（二）临床表现

一般为交感神经兴奋的表现，如大汗、颤抖、视物模糊、饥饿、软弱无力、心悸、腹痛。此外，尚可表现为中枢神经系统抑制的症状，包括意识朦胧、头痛头晕、反应迟钝、嗜睡、心动过速、瞳孔散大、癫痫发作甚至昏迷。患者可能有精神异常的表现。延脑受抑制时，患者可呈现深昏迷，各种反射消失，呼吸浅弱，血压下降，瞳孔缩小等。如在全身麻醉下，患者可出现苏醒延迟。

（三）治疗

低血糖对患者的危害较大，应高度警惕。围手术期应尽量维持患者血糖在正常或稍高水平，避免出现低血糖症状。如怀疑患者有低血糖时，应及时测定血糖并根据测定结果迅速处理。其治疗的有效方法是给予葡萄糖，轻者可口服葡萄糖水，严重者可快速输注葡萄糖，先静注50%葡萄糖40~100 mL，必要时重复。然后继续输注5%~10%葡萄糖300~400 mL/h，直至血糖维持稳定。其他治疗还包括应用胰高血糖素、糖皮质激素等。

二、酮症酸中毒

糖尿病酮症酸中毒是指糖尿病患者在各种诱因的作用下，胰岛素明显不足，升糖激素异常升高，造成糖、蛋白、脂肪以及水、电解质、酸碱平衡失调而表现为高血糖、高血酮、酮尿、脱水、电解质紊乱、代谢性酸中毒等的综合征。感染、手术和外伤等应激反应可能导致机体利用胰岛素障碍，机体不能充分利用糖，而脂肪及蛋白质代谢显著增加，肝脏产生大量酮体，引起酮症酸中毒，尤其以1型糖尿病更为常见。

（一）病理生理

酮症酸中毒可使心肌收缩力下降，外周阻力降低，血糖和渗透压升高，细胞内脱水和渗透性利尿，甚至出现低血容量。其电解质紊乱包括高血糖（血糖通常在300~500 mg/dL）、高钾血症和低钠血症。此时机体总钾量降低，但是由于促使钾离子向细胞内转移的胰岛素不足，使得临床上表现为血钾水平升高。另一方面，血糖每升高100 mg/dL，血浆钠离子浓度降低1.6 mmol/L。

（二）治疗

①给予正规胰岛素控制血糖，首次剂量为静脉注射胰岛素10 U，随后静脉连续输注。②补充液体：给予生理盐水1~2 L扩容，适当补充钾离子、磷酸根离子和镁离子。③纠正酸中毒：一般不需要，当pH<7.1或出现循环功能不稳定时，应给予碳酸氢钠等纠酸药物。④解除各种诱因。

三、高渗性非酮症高血糖昏迷

高渗性非酮症高血糖昏迷又称为高渗性非酮症糖尿病昏迷、高血糖脱水综合征等，其临床特征为严重的高血糖、脱水、血浆渗透压升高而无明显的酮症酸中毒，患者常有意识障碍或昏迷。2型糖尿病患者在遇有创伤、感染等诱因时常导致高渗性非酮症高血糖昏迷，死亡率高，应予以足够的警惕，及时诊断和有效治疗。

（一）病理生理

常见于感染或脱水的患者，也可见于2型糖尿病和非糖尿病患者。其特征包括：血糖 > 600 mg/dL（33.3 mmol/L），渗透性利尿引起的低血容量、电解质紊乱、血液浓缩以及中枢神经系统功能异常（如癫痫发作或昏迷），而无酮症酸中毒的特征。

（二）治疗

包括输注生理盐水和胰岛素。这类患者对胰岛素可能较为敏感，宜采用小剂量。当血糖 < 300 mg/dL时，应注意观察病情并酌情停用胰岛素，以免发生脑水肿。此外应注意纠正电解质的异常。

四、抗栓药物引起的出血

抗栓治疗主要包括抗凝和抗血小板治疗，目前临床常见的抗栓药物主要包括华法林、新型口服抗凝药（new oral anticoagulants，NOACs）、阿司匹林及其他抗血小板药物。既往研究证实，大多数接受玻璃体视网膜手术的患者持续使用抗栓药物是安全的。对于长期接受口服抗凝药（华法林）而需要外科手术或侵入治疗的患者，术前停用抗栓药物会增加血栓栓塞风险，而围手术期持续应用则术后出血风险明显增加，因此在围手术期中可能需要桥接抗凝。桥接抗凝是围手术期一项重要的抗凝策略，但并非适用于所有患者。在临床实践中，应根据患者的具体情况制订个体化的抗凝治疗方案。

抗凝治疗的临床实践主要参考美国胸科医师学会（American College of Chest Physicians，ACCP）指南。ACCP为围手术期桥接抗凝推荐了"三分层"方案，并基于评分来评估者的风险，用于决策哪部分患者应该接受桥接抗凝。2022年ACCP指南提出，对长期口服华法林抗凝治疗拟行外科手术的患者，应仔细权衡血栓和出血风险。对具有较高血栓风险的机械瓣膜置换、房颤或静脉血栓栓塞患者，在术前应采用普通肝素静脉注射或低分子肝素皮下注射方式进行桥接治疗；中度风险患者，主要根据患者的个人情况和手术情况来权衡；低风险患者，可不用桥接抗凝。

阿司匹林等抗血小板药物的处理存在争议。目前主流观点认为抗血小板药物并不会增加玻璃体视网膜手术术后出血的风险。但对于双联抗血小板治疗的患者（如近期置入支架者），建议根据心内科医生意见，权衡出血与血栓风险，个体化制订用药方案。

预防和治疗：

（1）眼部局部注意事项　①球后阻滞麻醉时，应适当延长按压时间，直到无活动性出血；②选用23 G或25 G微创系统，有条件时可使用27 G，以减少切口创伤；③术中严格控制眼压，避免眼压过低引起出血；④仔细止血，尤其是视神经乳头周围的新生血管处；⑤必要时可选择填充硅油以提供持续止血；⑥术后应密切观察切口和眼内出血情况，发现异常应当及时处理。

（2）在全身管理方面，应及时请心内科、血液科会诊，在多学科协作下评估血栓风险，制定个体化抗凝治疗策略。根据会诊意见决定是否停用抗栓药物及采用其他处理方案。

（李涛　刘宝怡）

参考文献

[1] MACCUMBER M W, PACKO K H, CIVANTOS J M, et al. Preservation of anterior capsule during vitrectomy and lensectomy for retinal detachment with proliferative vitreoretinopathy[J]. Ophthalmology, 2002, 109(2): 329-333.

[2] CHANG S. LXII Edward Jackson lecture: open angle glaucoma after vitrectomy[J]. Am J Ophthalmol, 2006, 141(6): 1033-1043.

[3] YU A L, BRUMMEISL W, SCHAUMBERGER M, et al. Vitrectomy does not increase the risk of open-angle glaucoma or ocular hypertension: a 5-year follow-up[J]. Graefes Arch Clini Exp Ophthalmol, 2010, 248(10): 1407-1414.

[4] HUANG C H, HSIEH Y T, YANG C M. Vitrectomy for complications of proliferative diabetic retinopathy in young adults: clinical features and surgical outcomes[J]. Graefes Arch Clini Exp Ophthalmol, 2017, 255(5): 863-871.

[5] LALEZARY M, SHAH R J, REDDY R K, et al. Prospective Retinal and Optic Nerve Vitrectomy Evaluation (PROVE) study: twelve-month findings[J]. Ophthalmology, 2014, 121(10): 1983-1989.

[6] YEH P T, YANG C M, YANG C H. Distribution, reabsorption, and complications of preretinal blood under silicone oil after vitrectomy for severe proliferative diabetic retinopathy[J]. Eye (Lond), 2012, 26(4): 601-608.

[7] GOTO A, INATANI M, INOUE T, et al. Frequency and risk factors for neovascular glaucoma after vitrectomy in eyes with proliferative diabetic retinopathy[J]. J Glaucoma, 2013, 22(7): 572-576.

[8] SCHACHAT A P, OYAKAWA R T, MICHELS R G, et al. Complications of vitreous surgery for diabetic retinopathy. II. Postoperative complications[J]. Ophthalmology, 1983, 90(5): 522-530.

[9] CHERFAN G M, MICHELS R G, DE BUSTROS S, et al. Nuclear sclerotic cataract after vitrectomy for idiopathic epiretinal membranes causing macular pucker[J]. Am J Ophthalmol, 1991, 111(4): 434-438.

[10] CHEW E Y, BENSON W E, REMALEY N A, et al. Results after lens extraction in patients with diabetic retinopathy: early treatment diabetic retinopathy study report number 25[J]. Arch Ophthalmol, 1999, 117(12): 1600-1606.

[11] YAU G L, SILVA P S, ARRIGG P G, et al. Postoperative complications of pars plana vitrectomy for diabetic retinal disease[J]. Semin Ophthalmol, 2018, 33(1): 126-133.

[12] SCHMIDT D, KIRSTE G, SCHRADER W. Progressive proliferative diabetic retinopathy after transplantation of the pancreas. A case and a review of the topic[J]. Acta Ophthalmologica, 1994,

72(6): 743-751.

[13] OSTRI C, LUX A, LUND-ANDERSEN H, et al. Long-term results, prognostic factors and cataract surgery after diabetic vitrectomy: a 10-year follow-up study[J]. Acta Ophthalmologica, 2014, 92(6): 571-576.

[14] FLECKNER M R, HOCHMAN M A, BUZNEY S M, et al. Complications of surgery for subfoveal choroidal neovascularization[J]. Int Ophthalmol Clin, 2000, 40(1): 201-214.

[15] LEWIS H, AABERG T M. Anterior proliferative vitreoretinopathy[J]. Am J Ophthalmol, 1988, 105(3): 277-284.

[16] YEH P T, YANG C M, YANG C H, et al. Cryotherapy of the anterior retina and sclerotomy sites in diabetic vitrectomy to prevent recurrent vitreous hemorrhage: an ultrasound biomicroscopy study[J]. Ophthalmology, 2005, 112(12): 2095-2102.

[17] 刘文, 唐仕波, 黄素英, 等. 玻璃体手术中巩膜穿刺孔脱出物的组织病理学检查[J]. 中华眼底病杂志, 2001, 17(2): 99-101.

[18] GRAHAM K, D'AMICO D J. Postoperative complications of epiretinal membrane surgery[J]. Int Ophthalmol Clin, 2000, 40(1): 215-223.

[19] AREVALO J F. En bloc perfluorodissection for tractional retinal detachment in proliferative diabetic retinopathy[J]. Ophthalmology, 2008, 115(6): e21-e25.

[20] BERROCAL M H. All-probe vitrectomy dissection techniques for diabetic tractional retinal detachments: Lift and Shave[J]. Retina, 2018, 38(Suppl 1): S2-S4.

[21] MCLEOD D, JAMES C R. Viscodelamination at the vitreoretinal juncture in severe diabetic eye disease[J]. Br J Ophthalmol, 1988, 72(6): 413-419.

[22] 高莹莹, 刘文. 医源性脉络膜新生血管[J]. 国外医学（眼科学分册）, 2000(5): 283-285.

[23] MORSE L S, MCCUEN B N, MACHEMER R. Relaxing retinotomies. Analysis of anatomic and visual results[J]. Ophthalmology, 1990, 97(5): 642-648.

[24] SCHREY S, KREPLER K, WEDRICH A. Incidence of rhegmatogenous retinal detachment after vitrectomy in eyes of diabetic patients[J]. Retina, 2006, 26(2): 149-152.

[25] CHEN S N, CHAO C C, HWANG J F, et al. Clinical manifestations of central retinal artery occlusion in eyes of proliferative diabetic retinopathy with previous vitrectomy and panretinal photocoagulation[J]. Retina, 2014, 34(9): 1861-1866.

[26] HUA R, QU L, MA B, et al. Diabetic optic neuropathy and its risk factors in Chinese patients with diabetic retinopathy[J]. Invest Ophthalmol Vis Sci, 2019, 60(10): 3514-3519.

[27] 中华医学会眼科学分会神经眼科学组. 中国糖尿病视神经病变诊断和治疗专家共识（2022

年)[J]. 中华眼科杂志, 2022, 58(6): 405-411.

[28] 刘文, 吴启崇, 黄素英. B型超声和超声生物显微镜联合诊断视网膜脱离[J]. 中华眼底病杂志, 1998, 14(1):16-20.

[29] TABANDEH H, FLYNN H W. Suprachoroidal hemorrhage during pars plana vitrectomy[J]. Curr Opin Ophthalmol, 2001, 12(3): 179-185.

[30] SUKPEN I, STEWART J M. Acute intraoperative suprachoroidal hemorrhage during small-gauge pars plana vitrectomy[J]. Retin Cases Brief Rep, 2018, 12(Suppl 4): S9-S11.

[31] 黄易, 胡海坚, 张旭. 暴发性脉络膜上腔出血的研究进展[J]. 国际眼科纵览, 2022, 46(6): 522-527.

[32] MOHAN S, SADEGHI E, MOHAN M, et al. Suprachoroidal Hemorrhage[J]. Ophthalmologica, 2023, 246(5-6): 255-277.

[33] LAGROW A L, SCHATZMAN S N, AMAYEM O A, et al. Endophthalmitis after transconjunctival pars plana vitrectomy a 6-year experience without prophylactic intraoperative subconjunctival antibiotics[J]. Retina, 2021, 41(3): 531-537.

[34] JIRARATTANASOPA P, OONSIRI S, WANNAKOWIT A, et al. Incidence of post-intravitreal anti-VEGF endophthalmitis at Thammasat university hospital[J]. J Med Assoc Thai, 2015, 98(5): 489-494.

[35] BHENDE M, RAMAN R, JAIN M, et al. Incidence, microbiology, and outcomes of endophthalmitis after 111,876 pars plana vitrectomies at a single, tertiary eye care hospital[J]. PLoS One, 2018, 13(1): e0191173.

[36] 张少冲, 高汝龙, 吴启崇, 等. 出血性玻璃体混浊行玻璃体切除术后假性前房积脓分析[J]. 中华眼科杂志, 1997, 33(3): 213-215.

[37] BABU N, KUMAR J, KOHLI P, et al. Clinical presentation and management of eyes with globe perforation during peribulbar and retrobulbar anesthesia: a retrospective case Series[J]. Korean J Ophthalmol, 2022, 36(1): 16-25.

[38] YANNUZZI N A, SWAMINATHAN S S, HUSSAIN R, et al. Repair of rhegmatogenous retinal detachment following globe perforation by retrobulbar anesthesia[J]. Ophthalmic Surg Lasers Imaging Retina, 2020, 51(4): 249-251.

[39] PALTE H D, GAYER S. Pediatric eye blocks: threading the needle[J]. Reg Anesth Pain Med, 2018, 43(1): 103.

[40] GAWECKI M, GRZYBOWSKI A. Diplopia as the complication of cataract surgery[J]. J Ophthalmol, 2016, 2016: 2728712.

[41] 球后阻滞操作应用中国共识专家组, 甘小亮. 球后阻滞操作应用的专家共识[J]. 眼科学报, 2023, 38(9): 595-600.

[42] NANDA T, ROSS L, KERR G. A case of brainstem anesthesia after retrobulbar block for globe rupture repair[J]. Case Rep Anesthesiol, 2021, 2021: 2619327.

[43] WANG Y L, LAN G R, ZOU X, et al. Apnea caused by retrobulbar anesthesia: a case report[J]. World J Clin Cases, 2022, 10(31): 11646-11651.

[44] 闫瑾, 王莉, 杨扬. 抗栓治疗患者眼科围手术期的处理[J]. 国际眼科杂志, 2015(7): 1190-1193.

[45] DOUKETIS J D, SPYROPOULOS A C, SPENCER F A, et al. Perioperative management of antithrombotic therapy: Antithrombotic Therapy and Prevention of Thrombosis, 9th ed: American College of Chest Physicians Evidence-Based Clinical Practice Guidelines[J]. Chest, 2012, 141(2 Suppl): e326S-350S.

第七章
术后随访及用药

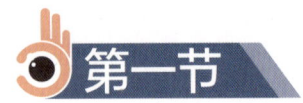

第一节 术后再出血的处理

术后玻璃体出血是增殖型糖尿病性视网膜病变（PDR）患者行玻璃体切割术（PPV）后影响视力预后的主要并发症之一，其发生率为5%~49.05%。手术后出现再出血不但导致视力再次减退，若处理不当，可能由于长时间的高眼压、牵拉性视网膜脱离等原因致盲。研究表明，围手术期应用抗VEGF药物能够减少术中出血，并能一定程度降低术后再出血的发生率，但术后再出血仍是不可避免的主要并发症。

一、术后再出血的分类及原因

PPV术后玻璃体出血根据发生的时间可以分为早期玻璃体出血和晚期（迟发性）玻璃体出血。早期玻璃体出血为术后4周内发生的出血，一般是由于术中未充分剥膜、未完全止血，残留玻璃体内陈旧性血凝块溶解，手术结束时眼压骤降，巩膜切口及视网膜表面或者残留的增生膜边缘发生继续出血所致。术后超过4周的出血定义为晚期玻璃体出血，主要由于巩膜切开部位的纤维血管增生、前部玻璃体纤维血管增生及视网膜新生血管再形成等所致，通常发生在术后2~6个月。

同时，对于复发性的玻璃体出血，患者的全身状况和术前眼局部的状况也有一定影响。在全身状况方面，比如血糖及血压控制不佳、蛋白尿等是PDR患者PPV术后再出血的危险因素。而眼部方面，术前眼底病变程度更严重，比如视网膜存在广泛无灌注或者纤维血管增殖膜引起牵拉性视网膜脱离等，均是术后玻璃体再出血的危险因素，这就需要在PPV术中尽量剥除增殖膜，解除对视网膜的牵拉。

二、术后再出血的治疗

对于术后玻璃体再出血的患者，B超是重要的随访检查手段，通过B超观察玻璃体状态，视网膜是否在位，玻璃体增殖等情况，以决定是观察、保守治疗、抗VEGF治疗还是进行再次玻璃体手术。

在糖尿病性视网膜病变（DR）中，视网膜缺血可以产生以VEGF为主的血管生成因子，这些因子可通过复杂的机制使新生血管在玻璃体视网膜上增生，并伴随不同程度的纤维组织增生，进而发展为纤维血管膜，新生血管末端易出血，而纤维血管膜收缩和牵拉可引起玻璃体出血、视网膜脱离等并发症，PPV术后的玻璃体再出血通常由新生血管或纤维血管引起。有研究显示，PDR患者PPV术毕注射贝伐珠单抗能够降低早期玻璃体出血的发生率。而多数PDR患者PPV术后发生玻璃体出血也与VEGF持续高表达相关。PPV术后，凝胶样的玻璃体被黏性低的平衡盐溶液或房水代替，使细胞因子的转运加速，而VEGF刺激虹膜或视网膜新生血管产生和纤维血管增生，诱发玻璃体出血。抗VEGF药物可通过血管收缩和新生血管消退使活动性出血静止，并抑制新生血管形成，因此在术后出现玻璃体再出血的时候，如果B超提示没有明显的增殖牵拉，可以先进行玻璃体腔抗VEGF药物注射，促进玻璃体积血的吸收，改善患者的视力。

此外，有研究显示无论是术前人工晶状体眼或是术中联合白内障手术，均可降低术后再出血的发生，其原因是在PPV术中，为了避免损伤晶状体，往往导致前部及周边部残留较多玻璃体皮质，一方面周边残余玻璃体的积血可弥散到玻璃体腔内，另一方面玻璃体收缩牵拉增生的纤维血管，使术后再出血的发生率升高，且残存的前部玻璃体会造成巩膜穿刺口的嵌顿，在血管生成因子的作用下，作为支架参与前部纤维血管增生，更容易引起术后再出血的发生。因此再次行PPV时，一定要仔细查找出血的部位，清除残存的周边部玻璃体。

总的来说，对于术后玻璃体再出血的患者采取半卧位休息，控制好血糖、血压，可先行观察，有条件可进行抗VEGF药物注射治疗，如继发青光眼、视网膜脱离以及出血超过1个月仍不吸收的则再次行PPV治疗，术中应仔细查找原因并进行相应处理。

三、术后再出血的预防

PPV术中彻底分离切割增殖膜、尽量切除干净周边部玻璃体、完成超广范围的全视网膜光凝等措施可有效预防术后出血的发生。

PPV术后复查荧光素的眼底血管照影（FFA）或者广角光学相干断层血管造影（OCTA），及时补充视网膜激光光凝，甚至必要时术后进行再次抗VEGF药物治疗，以及围手术期做好血糖、血压的控制，都能够尽可能地降低术后再出血的风险。

（曹丹）

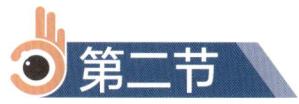 第二节

术后白内障的治疗

糖尿病患者玻璃体切割术（PPV）术后晶状体失去玻璃体的支撑，部分合并硅油注入，手术情况较普通白内障手术更为复杂。

一、术前准备

对于糖尿病患者而言，术前准备工作包括全身准备和眼部准备2个方面。围手术期全身准备应特别注意血糖、心功能和肾功能等。术前应加强对血糖及HbA1c浓度的控制和管理，美国糖尿病协会推荐在外科手术病房将血糖浓度控制在5.5~10.0 mmol/L，而我国《成人围手术期血糖监测专家共识》建议精细手术围手术期血糖控制目标遵循严格标准，空腹血糖或餐前血糖4.4~6.0 mmol/L，餐后2h或任意时点血糖6~8 mmol/L。由于糖尿病患者病情个体差异较大，调控血糖浓度须考虑患者既往血糖控制史以及全身情况，并且密切注意患者是否出现低血糖症状。必要时可请内分泌科会诊，协助调控术前血糖浓度。眼部准备方面应考虑PPV治疗可能损伤悬韧带，导致后部悬韧带断裂、稀疏，且PPV术后患者缺少玻璃体支撑，易发生前房不稳定、晶状体后囊涌动，白内障手术过程中悬韧带更易受损，甚至发生断裂，从而导致晶状体位置不稳定，发生人工晶状体脱位。因此，对于此类患者，术前应做好充分准备和评估，予以散瞳、眼前节光学相干断层扫描、超声生物显微镜等检查观察悬韧带形态，评估悬韧带的功能及晶状体是否脱位等。

PPV术后患者可能由于机械性损伤、眼压高等因素导致角膜内皮受损，且术后造成的核硬化以及糖尿病性白内障更有黏性，可能会造成白内障摘除手术后的角膜内皮细胞丢失更多，术后角膜水肿严重，因此术前应评估患者角膜内皮情况，选择合适的术式。若患者有干眼的情况，术前可予人工泪液治疗，待干眼缓解后进行手术，预防

术后患者眼表情况恶化。

糖尿病患者可能伴有自主神经病变，PPV也可引起虹膜的损伤，导致患者术前瞳孔不易散大，增加了手术的难度，联合使用非甾体抗炎药减轻炎症反应可预防术中瞳孔的缩小，必要时前房注入按1:（10 000~15 000）稀释的肾上腺素或使用虹膜拉钩等方式扩大瞳孔。

二、手术

白内障手术大多选用表面麻醉，对于表面麻醉不起作用的患者或复杂白内障手术的患者也可酌情使用球后麻醉。常用的手术方式包括白内障超声乳化摘除术、飞秒激光辅助白内障摘除术。

白内障超声乳化抽吸术是目前临床最常用的手术方式，切口小、密闭性好，可较好地克服术中低眼压问题。DR患者PPV术后的白内障手术，需要关注以下问题：①PPV术后患者悬韧带的支撑性往往比较弱，手术过程中应尽量避免对悬韧带施加压力。在超声乳化过程中，灌注压不宜过高，尽量避免使用高负压、高流量，皮质清除时也尽量采用低灌注吸引，以免增加后囊的波动，从而降低后囊破裂的概率。②此类患者易发生房水反流综合征——房水通过悬韧带反流到玻璃体腔，增加玻璃体腔压力，使前房变浅，此时应使用内聚型黏弹剂维持前房深度，避免增加灌注瓶高度。③此类患者瞳孔往往较难散大，必要时借助虹膜拉钩扩大瞳孔。在超声乳化过程中，如果发生后囊破裂，可先用内聚型黏弹剂保护晶状体不下沉，并酌情改用圈套器圈出晶状体核。超声乳化白内障摘除术治疗PPV术后白内障的术中并发症发生率与非玻璃体切割术后白内障眼相比无明显增加，硅油眼与PPV术后无硅油眼比较后囊膜破裂的风险增加。

在白内障手术过程中，飞秒激光替代传统的手术器械，完成传统超声乳化术中由人工完成的切口、撕囊、劈核等关键步骤，精确的切割和近乎完美的撕囊，减轻了手术创伤；采用飞秒激光粉碎晶状体核，减少了术中超声能量的使用，从而减少了对眼部组织的损伤，同时降低了手术风险。除此之外，部分患者晶状体核太硬或角膜内皮细胞异常，此类患者可考虑选用白内障囊外摘除术。

糖尿病患者PPV术后通常合并不同程度的炎症反应，白内障手术可能加重眼底病变，在眼底病变较为稳定时，再进行白内障手术是较为稳妥的选择。白内障超声乳化抽吸术联合玻璃体腔注射抗VEGF药物或糖皮质激素，在治疗白内障的同时，可有效减轻眼内炎症及糖尿病性黄斑水肿，改善视力，减少并发症的发生。PDR术后合并白内障患者，尤其是VEGF高表达、眼底看不清、全身情况不好、黄斑水肿比较明显时可考虑在白内障手术的同时或尽快进行玻璃体腔内注射抗VEGF药物治疗，以更好地挽救患者的视力。

三、术后随访与康复

患者术后应常规进行抗炎防感染治疗，在术后1天、1周、1个月、半年进行随访，随访项目包括视力、眼压、眼前节情况、眼底常规检查、光学相干断层扫描等。若出现角膜水肿、炎症反应、眼内出血、后发性白内障等术后并发症，应积极查找病因并尽快治疗。

DR患者PPV术后白内障治疗必须慎重，需要充分的术前准备、精确的手术操作和细致的术后管理。通过严密的血糖控制、全面的眼部评估、合理的手术方式选择以及术后密切的随访，可以最大限度地减少手术风险，提高手术成功率，并改善患者的视觉质量和生活质量。

（崔颖）

第三节 硅油取出的时机与方法

一、硅油取出的时机

（一）硅油取出的时间

临床上硅油填充术后2~3个月是硅油比较稳定的时期，以后硅油会逐渐出现乳化并引发各种并发症。所以，硅油填充眼内后，一般在3~6个月取出，目前，临床上有学者认为1~2个月也可以取硅油。对于注入重硅油的患者，由于重硅油的稳定性不如普通硅油，建议一旦视网膜复位良好并稳定，没有炎症，激光斑色素沉着以及视网膜切口瘢痕形成良好就可以取出重硅油。重硅油研究小组建议重硅油至少在眼内填充2个月，推荐术后2~6个月取出。

（二）需提前取出硅油的情况

①PDR引起牵拉性视网膜脱离行玻璃体切割联合硅油填充术后发生牵拉性或/和孔源性视网膜脱离，脱离范围累及黄斑或硅油进入视网膜下，需要取出硅油的同时再次行玻璃体手术；②硅油乳化；③继发性青光眼，药物不能控制眼压；④硅油进入前房，单纯前房取硅油不能解决问题。

（三）延迟取硅油的情况

①PDR引起牵拉性视网膜脱离行玻璃体切割联合硅油填充术后发生牵拉性或/和孔源性视网膜脱离，脱离范围未累及黄斑，可先用激光光凝包绕脱离区和裂孔区，待病情稳定后再取出硅油；②年轻PDR患者玻璃体手术后增生活跃和反应时间长，应在半年后取硅油。

二、硅油取出的方法

（一）经睫状体平坦部硅油取出术

通常采用球后神经阻滞麻醉（利多卡因和布比卡因或罗哌卡因等量混合）和表面麻醉。

1. 前房乳化硅油的处理

在有晶状体眼和人工晶状体眼，如果前房内乳化硅油量大影响眼内观察，应先行前房冲洗清除前房内乳化硅油。在12点位用超声乳化15°刀做透明角膜隧道切口，然后用冲洗针头边向前房内注入平衡盐溶液边轻压切口后缘清除前房乳化硅油。可适当向下转动眼球，让角膜切口处于高位以便乳化硅油被冲洗出来。角膜隧道切口一般可自行闭合，无须缝合，若渗漏可向角膜基质层间注入平衡盐溶液水密切口，必要时用10-0尼龙线缝合。无晶状体眼可直接经瞳孔取出玻璃体腔硅油。

2. 玻璃体腔硅油取出

玻璃体切割术（PPV）使用23 G或25 G微创系统为目前的主流。取硅油时一般选择在颞下方和颞上方做巩膜穿刺口，颞下方放置灌注头，进入玻璃体腔前打开灌注，避免硅油进入灌注头造成堵塞。目前广泛应用的取硅油方法为颞上方穿刺口连接自动硅油注吸系统，硅油取出管连接10 mL注射器，注射器头端可连接23 G或25 G注油针头或剪取长约1 cm的输液器管，一端连接注射器，另一端套扣在套管上，抽吸负压最大设置为650 mmHg，踩脚踏后缓慢取出硅油，随着硅油的逐步取出，在瞳孔区可见油-液界面并缓慢向上方移动，有时需顶压巩膜使硅油始终处于颞上巩膜穿刺口处，当瞳孔区已观察不到油-液界面时，可将巩膜穿刺套管退出2~3 mm，继续抽吸硅油，当仅剩小硅油滴时轻踩脚踏降低负压，避免高负压下灌注液被大量吸入注射器内引起眼压骤降造成眼球塌陷。当灌注液可顺畅地从巩膜穿刺口不断流出时表明硅油已取尽。

3. 探查眼内

放全视网膜镜，颞上巩膜口插入导光纤维检查视网膜情况，巩膜外顶压下检查基底部视网膜及锯齿缘的情况。如发现有裂孔、黄斑前膜和/或视网膜脱离，应在鼻上方加作巩膜穿刺口，按常规PPV手术进行处理。

4. 清除眼内残留硅油

根据残留乳化硅油的量进行气/液交换数次，平衡盐溶液填充玻璃体腔，23 G或25 G巩膜穿刺口一般可自行闭合，必要时缝合穿刺口。

5．预防眼内硅油残留

①先开启灌注再进入玻璃体腔，防止硅油反流入灌注管内。硅油进入灌注管后黏附在管壁上，随灌注液不断进入眼内，容易造成硅油小滴残留。②做数次气/液交换直至玻璃体腔内观察不到硅油滴漂浮。③巩膜外顶压检查基底部、巩膜穿刺套管周围有无硅油滴黏附，因黏附在套管周围的硅油滴做常规气/液交换通常不能清除，此时需用玻切头高负压吸除黏附在其上面的硅油滴。④乳化硅油滴吸附在晶状体后残留的玻璃体上，用笛针通常无法将其完全清除，必要时需用玻切头进一步清除残留玻璃体及吸附的硅油滴，对于有晶状体的患者，清除时需要小心保护晶状体后囊膜。即使经过上述预防处理，术后也常见到硅油滴残留，可能是隐藏在后房或黏附在悬韧带上的硅油滴不能完全清除所致。

（二）经角膜缘切口硅油取出术

一般表面麻醉即可。该方法的适应证为无晶状体眼和白内障需要同时行白内障摘除术的患者。

1．无晶状体眼患者

可于颞下方和12点位用超声乳化15°刀做透明角膜隧道切口，颞下切口放置灌注，用20号末端钝圆的弯针头伸入玻璃体腔内，开启灌注，将硅油从12点角膜切口取出。

2．白内障患者

常规超声乳化摘除白内障，连续环形撕开后囊膜，用20号末端钝圆的弯针头经后囊膜开口伸入玻璃体腔内，开启灌注，将硅油从角膜主切口取出。用虹膜回复器压切口后缘慢慢放出硅油，或用23 G注油针头连接自动取油管道系统抽出硅油。灌注液可单独用平衡盐溶液吊瓶或使用超声乳化机器中的灌注液。硅油在灌注液的冲击下，逐步漂浮到瞳孔区然后经角膜切口取出。若硅油乳化明显，可增加取油时间直至玻璃体腔内观察不到硅油滴。此外，也可使用后灌注经前房取油，即颞下方角膜缘后3.5 mm做巩膜穿刺口，置放灌注头，开启灌注后经角膜切口取出硅油。角膜隧道切口一般闭合良好，若有渗漏，可用10-0尼龙线缝合1针。该方法术中不能检查眼内情况，有可能遗漏周边视网膜裂孔和视网膜脱离，发生术后视网膜脱离。所以，仅限术前已做充分检查排除了潜在危险的病例才可使用该方法。此外，该方法对角膜内皮有一定损害，内皮细胞数低于1 000个/mm^2的患者不建议采用此方法。

(三)重硅油取出术

近来的研究表明重硅油与普通硅油在下方增殖型玻璃体视网膜病变(PVR)或后极部PVR最终复位成功率与视功能方面无明显差异。此外,重硅油的稳定性欠佳,容易乳化。因此,目前临床上很少使用重硅油。

由于重硅油的密度比水大,所以在平衡盐溶液的灌注下,重硅油无法像普通硅油一样全部浮起,因此,一般建议直接做标准经睫状体平坦部三通道玻璃体手术切口,导光纤维照明下,使用长20 mm的20号静脉留置针连接10 mL注射器,然后连接自动硅油注吸系统,从颞上或鼻上巩膜切口插入硅油内,将硅油缓慢抽出。抽出硅油后的其他步骤与普通硅油取出相同。如果没有自动硅油注吸系统,可将20号静脉留置针连接至10 mL注射器,术者拿稳留置针头,助手协助抽出重硅油,可由助手抽内栓至末端,血管钳钳夹注射器柄,注射器腔内形成负压,缓慢取出硅油。前房乳化的重硅油沉积在虹膜和晶状体表面,在抽出玻璃体腔重硅油后,12点位做透明角膜隧道切口,用冲洗针头冲洗出重硅油滴或对准乳化的硅油滴予以抽出。

(程志兴)

第四节 玻璃体切割术后持续黄斑水肿的处理

糖尿病性黄斑水肿（DME）是指黄斑中心1个视神经乳头直径范围内的视网膜增厚或明确的硬性渗出。DME是导致糖尿病性视网膜病变（DR）视力丧失最常见的原因，其患病率在全球持续上升。持续性糖尿病性黄斑水肿（persistent DME, pDME）是指对治疗无临床应答或者只有部分应答但未能完全缓解的DME，若在治疗6个月后患眼视网膜厚度下降未超过10%~25%，则定义为pDME。DME的发病涉及多种机制及视网膜细胞的损伤，包括血-视网膜屏障的破坏、Müller胶质细胞和视网膜色素上皮细胞引流功能异常、微动脉瘤渗漏、视网膜前膜或玻璃体后皮质牵拉、视网膜及玻璃体炎症、氧化应激以及神经退变等。

任何治疗方式都会存在黄斑水肿持续不消退的情况，包括局部激光光凝、玻璃体腔注药、玻璃体切割术（PPV）等。视网膜前增殖膜或玻璃体黄斑交界面异常引起的牵拉性DME常选用PPV治疗，用于解除牵拉因素。然而PPV术后仍可能存在持续性DME或出现DME的复发，此时因玻璃体腔药物清除率增加，治疗更加困难。文献报道，约有22%的牵拉性DME患眼在PPV术后黄斑水肿持续存在。pDME推荐的治疗方式包括更换抗VEGF药物种类、抗VEGF药物联合糖皮质激素或抗氧化药物、PPV等。

VEGF在DR和DME中起重要致病作用，大量研究证实了抗VEGF药物在DME中的显著疗效，因此抗VEGF成为DME的一线治疗。目前国内上市且有DME适应证的抗VEGF药物种类很多，在结构、分子量、亲和力、靶向VEGF亚型和浓度等方面存在差异，因此临床上可有多种选择，当一种作用机制的抗VEGF药物效果不理想时也可考虑灵活更换药物种类。对于黄斑水肿反复发作需要多次注药的情况，现已开发出眼内新型给药系统（port delivery system, PDS），通过手术植入眼内，可重复填充给药，目前已进行Ⅲ期临床试验。然而在24周内规律进行玻璃体腔注药至少4针的患者中仍有31.6%~65.5%应答不佳的患者，存在持续黄斑水肿，提示除VEGF外还有其他的致病因素。

免疫和炎症因素在DR和DME的发病机制中起了重要作用，DR中的炎症反应由白介素-6、白介素-8和单核细胞趋化蛋白-1等炎症因子介导，而炎症细胞如白细胞、小胶质细胞等也在DME中起关键作用。DME中炎症因子的上调和炎症细胞的激活会导致视网膜血管渗漏和血-视网膜屏障破坏，继而引起黄斑水肿，因此抗炎治疗如糖皮质激素可作为pDME的选择。目前治疗DME适应证的激素类玻璃体腔注射药物有曲安奈德（TA）、地塞米松缓释植入剂（Ozurdex）和醋酸氟轻松植入剂（Iluvein）。也有报道Tenon's囊下注射TA可有效治疗PPV术后难治性DME，且较未行PPV的患眼效果更好。脉络膜上腔注射的给药方式也有采用，可提高药物到达视网膜和脉络膜的有效浓度，降低清除率。激素治疗存在白内障进展、高眼压、眼内炎等风险，需持续关注。

对于PPV术后持续存在或复发的DME目前没有公认有效的治疗手段。不管采用何种治疗方法，首要的是严格控制全身危险因素，包括血糖、血脂和血压等，减缓DR的进展，眼部以抗VEGF和抗凝为主。PPV术后黄斑水肿若未累及中心凹，可进行局灶/格栅样激光光凝。累及黄斑时可采用阈值下微脉冲激光，如810 nm波长的红外光和577 nm波长的黄激光，可改善视网膜色素上皮功能，调节热休克蛋白的激活及细胞因子的表达，使神经炎症代谢通路恢复正常，对消除水肿较为安全、有效。

（梁安怡）

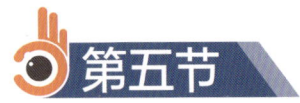

第五节 术后视网膜脱离的处理

糖尿病性视网膜病变（DR）术后出现视网膜脱离是手术后常见的并发症之一。1%～20%的糖尿病患者在玻璃体切割术（PPV）术后发生视网膜脱离，特别在那些术前视网膜已出现大量增殖合并视网膜脱离的患者更容易发生。一般来说，糖尿病牵引脱离的PPV再次手术率为25%～50%，这是每一个面临DR患者行手术的医生必然会遇到的问题。如何合理、及时地处理术后视网膜脱离，是一个复杂的过程，涉及医生的临床判断、仔细检查，以及采取合适的治疗和手术操作。每一步骤都将影响视网膜复位及患者的视力预后。下面将从手术后出现视网膜脱离的原因、临床表现及处理方面进行详细的描述。

一、明确导致视网膜脱离的原因

术后出现视网膜脱离可以由以下几种原因所致。

（1）术前已有视网膜脱离者　因严重的DR引起视网膜脱离未能在手术中复位，术后继续表现为视网膜脱离。这又分为以下几种情况：①手术前视网膜增殖严重，术中未能充分解除牵拉，术后视网膜脱离持续；②手术过程中出血严重，部分出血形成血凝块，影响手术操作，不能顺利剥膜，术后血凝块机化收缩进一步导致视网膜脱离加重；③术中出现屈光介质混浊，包括术中晶状体混浊加重，角膜上皮水肿等影响手术中观察及操作，造成不能充分剥膜，导致视网膜脱离状态持续；④术前纤维血管增殖膜牵拉造成视网膜脱离，术中已充分解除牵拉，术后短期残留的局限性视网膜脱离。

（2）术前无视网膜脱离者　因手术操作导致的医源性视网膜裂孔，术中未做恰当的操作封闭裂孔，术后出现孔源性视网膜脱离。

（3）周边部玻璃体切割不完全者　术后出现增殖性玻璃体视网膜病变导致牵拉性视网膜脱离。

（4）其他　因手术操作时间长，激光光凝能量及点数过多，术后为渗出性视网膜脱离甚至脉络膜脱离等严重的手术反应表现。

二、处理方式

根据术后具体情况，仔细检查患者，查明造成视网膜脱离的原因，给予适当的处理。处理措施因人而异，医生在处理前须准确清晰地判断：术后的视网膜脱离是否需要立即处理？是保守治疗还是手术治疗？若需要手术是尽快做还是等1~2周或更长时间再择期行再次手术？

（一）手术时机的判断与准备

对于术前视网膜增殖严重，术中未能充分解除牵拉，术后视网膜仍然脱离的患者，其视网膜脱离不可能恢复，需要再次手术。这时医生需考虑两方面问题。首先要思考在上次手术时，不能解决视网膜脱离的因素，是否能在再次手术时解决上次手术不能解决的问题。若自身没把握，邀请更高级的专家协助手术是一个明智的选择。其次，在再次手术前要重新评估患者眼部术后反应是否适宜立即开展手术。若患者术后反应严重，角膜水肿，屈光介质不清，包括白内障、玻璃体混浊及眼底出血等，可暂时等待1~2周，待眼部反应减轻后再行手术。若第一次手术后反应较轻，患者愿意接受再次手术的情况下，应尽早进行再次手术。

手术操作原则是将对视网膜产生牵拉的增殖膜尽可能剥除干净，解除牵拉，视网膜脱离才有可能复位。手术中进行纤维血管增殖膜分离要注意以下几点：①要分清楚纤维血管增殖膜与视网膜，增殖膜上可有异常血管形成，但血管行径异常，多呈丛状分布，而且增殖膜多位于视神经乳头及大血管部位，部分见增殖牵拉致视网膜血管离开视网膜。②做膜分离操作注意应由后极部向周边部分离，因后极部视网膜厚度较周边厚且坚固。增殖膜在后极部较厚且明显，容易观察。周边部视网膜更薄，在处于缺血状态的周边部视网膜做剥膜操作更容易出现裂孔。另外，基底部玻璃体与视网膜粘连更紧密。③手术中不能用视网膜镊子过度强力剥膜，此操作极易造成视网膜裂孔、撕裂视网膜且并不能解除增殖膜的牵拉。须知道DR患者纤维增殖膜的强度远高于视网膜。对于难以剥离的紧密粘连应使用玻切头及视网膜剪剪开粘连部位，此膜分离技术更安全（图7-5-1，图7-5-2）。④不应使用黏弹剂或重水分开视网膜与增殖膜之间的粘连，此操作极易导致医源性裂孔及重水异位到视网膜下。⑤清除全部的增殖膜有时会增加医源性裂孔的发生，孤立病灶（膜分割）是可取的，但前提是增殖膜对视网膜的牵拉必须得到充分的松解，术后视网膜脱离才可能复位。

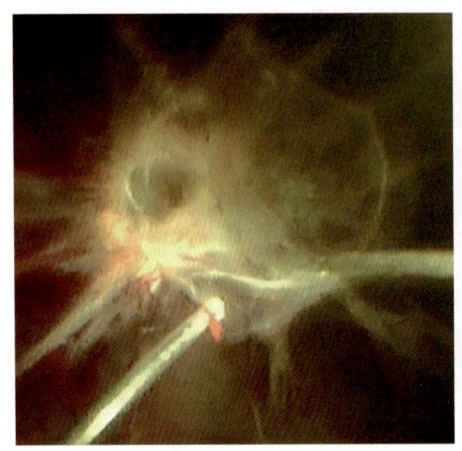

图7-5-1　使用玻切头咬除增殖膜

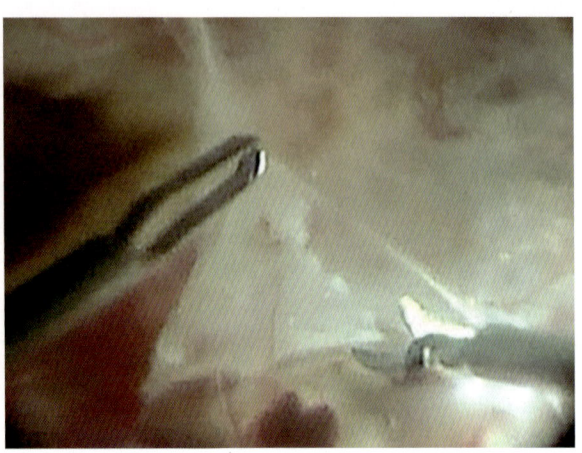

图7-5-2　使用视网膜剪刀剪开增殖膜，可有效避免过度用力剥膜而导致医源性视网膜裂孔

（二）围手术期全身状况的评估与控制

对于上次手术因手术过程中出血严重，影响手术操作，不能顺利处理视网膜操作的，应分析原因。若是围手术期血压控制不良，手术过程中血压明显增高，导致术中出血明显，不能有效进行剥膜操作的情况，应在再次手术前请心血管内科会诊，调控血压至平稳后才能再安排手术。再次手术前3~7天注射抗VEGF药物会明显减少术中出血的风险。

（三）屈光介质混浊的防治策略

若因手术中发生屈光介质混浊，如术中晶状体逐渐混浊加重、白内障影响手术操作，要分析原因。部分是因为灌注液，灌注液未能切合患者糖尿病的情况，特别是往灌注液内加入药物，会影响灌注液的渗透压及酸碱度平衡，导致术中晶状体混浊。选用优质的专门供PPV使用的灌注液将明显减少引起晶状体混浊的情况。另一个原因是手术时间过长，反复的气液交换也会导致晶状体混浊，影响手术进行。当再次进行PPV时要注意处理以上因素。作者在手术中使用的灌注液是专门供玻璃体手术使用的，而不用普通的平衡盐溶液，亦从来不往其中加入任何药物，包括抗生素。对于术前已有明显白内障的患者，可考虑先行白内障手术，或白内障摘除联合玻璃体切割手术。对于术中角膜水肿影响观察的情况，医生的一般处理是刮除角膜上皮，但会引起术后患者的疼痛不适。而且糖尿病患者愈合能力较普通人差，刮除角膜上皮后往往需要较长时间才能愈合，患者往往会经历一段长时间的流泪、畏光、疼痛不适。曾有刮除角膜上皮的患者耗时1月余角膜上皮才逐渐恢复，期间的疼痛不适导致患者对再次手术表现出很大的抗拒感。作者近年来手术从不刮除角膜上皮。对于PPV后出现角膜上皮缺损的患者，可参考第六章第一节，进行早期和积极的治疗，以防止不良结局。如何避免术中角膜水肿是一个关键的问题。首先，术前1周给予糖尿病患者人工泪液类的滴眼液，滋润营养角膜，角膜状态良好会使手术中出现角膜上皮水肿的概率明显降低。其次，术前结膜囊冲洗操作要轻柔，避免水流直接强烈冲刷角膜，在此过程中容易造成角膜上皮的损伤。要注意缩短从手术消毒（聚维酮碘）到手术开始的时间间隔，开始手术时轻柔地使用平衡盐溶液冲洗干净结膜囊内残留的聚维酮碘，继而使用透明质酸钠涂布于角膜表面，注意避免角膜因缺乏透明质酸钠覆盖而导致角膜直接暴露于空气中，引起角膜干燥、上皮水肿混浊。另外要关注的是术中控制眼压平稳，眼压增高是引发术中角膜水肿的一个主要原因，特别是在气液交换的时候。现代的玻切机都预备术中控制眼内压的功能，通过设定眼内压控制在正常水平，可解决因眼内压增高导致的角膜水肿。

（四）医源性并发症的处理原则

若上次手术中造成的医源性视网膜裂孔未曾有效封闭，须尽快手术，因拖延只会导致视网膜脱离的范围随着时间的增加而越发增大，累及黄斑将明显影响视力的恢复。如果术后孔源性视网膜脱离未及时处理，将会很快形成明显增殖性玻璃体视网膜病变，这时的眼底情况将更加难以处理。因此需及时手术，操作是从裂孔处吸出视网膜下液，展平视网膜，使用激光封闭视

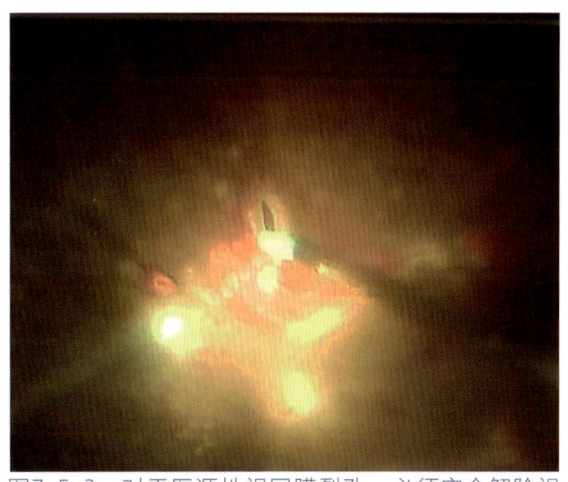

图7-5-3 对于医源性视网膜裂孔，必须完全解除视网膜裂孔周围的增殖牵拉，并使用激光光凝封闭裂孔

网膜裂孔（图7-5-3）。若及时处理，患者视力将得到很好的恢复。对于在上次手术剥膜过程中形成的视网膜裂孔，而视网膜的增殖牵拉未解决，这种情况再次手术时必须充分剥膜，解除牵拉，否则即便是术中用激光封闭了裂孔，术后不久视网膜将再次脱离。

上次手术周边部玻璃体切割不完全，术后出现增殖性玻璃体视网膜病变导致牵拉性视网膜脱离，需再次手术以彻底切除周边部残留的玻璃体，解除对视网膜的牵拉。对于局限的周边部隆起，使用硅胶垫压术也是一个简单可行的治疗方法。

（五）保守治疗的适应证

因手术操作时间长，视网膜激光能量及点数过多，术后可出现渗出性视网膜脱离，此类视网膜脱离术后找不到裂孔，亦未见牵拉情况，视网膜脱离范围起初位于下方，呈泡状隆起，严重的可出现全视网膜脱离，部分可伴有脉络膜脱离。此类情况一般无须再次手术，可全身使用激素，或局部使用激素及非甾体类滴眼液或眼膏，必要时在球结膜或球旁注射激素，可有效治疗渗出性视网膜脱离。但须注意使用激素药物会引起血糖波动，要注意及时调整口服降糖药物或胰岛素。

对于术前因增殖膜牵拉造成的局限性视网膜脱离，若上次手术增殖膜已完全剥离干净，解除了对视网膜的牵拉，而且未发现视网膜裂孔，则无须进一步手术。可观察1~3周，部分视网膜下液体吸收需要数月。待视网膜下液体完全吸收后，局部补充激光封闭上次手术因视网膜脱离未能行视网膜激光光凝的部位即可。

（六）愈后不良患者的处理策略

对于术后视网膜状况已经很差，视神经乳头苍白，视网膜血管大片闭塞，合并出现新生血管性青光眼的视网膜脱离患者要注意充分沟通病情，告知手术可能并不能提高视力，或视力在手术后可能更差。在取得患者及其家属的充分知情同意后才能酌情手术。此时手术很大程度上并不能改善患者的预后。

通过仔细的术前检查、准确的临床评估、熟练手术操作以及术后的细致护理，可以有效处理术后出现的视网膜脱离，提高患者视力，改善生活质量。

（黄中宁）

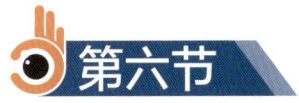

第六节

术后新生血管性青光眼的防治

一、增殖型糖尿病性视网膜病变患者玻璃体切割术后继发新生血管性青光眼的危险因素

既往报道，增殖型糖尿病性视网膜病变（PDR）患眼行玻璃体切割术（PPV）后新生血管性青光眼（NVG）的发生率为2.0%~18.0%。作者对广东省人民医院眼科行PPV治疗且随访资料完整的301例PDR患者的301只眼进行的回顾性研究发现，301只眼中手术后发生NVG的有12只眼，发生率为4.0%，结果与文献报道相近；58.3%的患眼NVG发生在手术后2~6个月内，因此手术后半年内应该密切随访。研究结果还显示，PDR患眼PPV术后NVG的发生与性别、年龄、糖尿病病程、手术前血肌酐水平及糖化血红蛋白水平等因素不相关，说明全身情况和手术前血糖控制水平不影响PDR经PPV治疗后NVG的发生。

以往研究曾发现，PDR患眼行PPV联合晶状体手术后NVG的发生明显增加。其原因主要与晶状体后囊的不完整相关，晶状体后囊-玻璃体前界膜的完整性受到破坏时，血管内皮生长因子和炎症因子可直接作用于虹膜睫状体，诱发新生血管形成。但以上研究中的晶状体手术多为晶状体切除手术，随着PPV联合晶状体切除手术的减少，现代玻璃体手术多联合白内障超声乳化手术。现代白内障超声乳化手术保留了后囊的完整性，手术创伤小，术后伤口闭合好。作者团队的研究结果发现，PDR眼接受单纯PPV治疗与PPV联合白内障超声乳化手术，手术后NVG发生率的比较差异无统计学意义。这在一定程度上说明了PPV联合白内障超声乳化吸除、人工晶状体植入手术治疗PDR的安全性。

既往有研究提出硅油填充可能降低PPV后NVG的发生率，硅油有可能作为新生血管因子扩散的屏障，阻止眼前节新生血管的发生。作者团队的研究发现手术后出现NVG

的12只眼中亦有2只眼为硅油填充眼，Logistic回归分析结果并未发现眼内填充物的选择影响手术后NVG的发生，也未发现硅油填充对手术后NVG的保护作用，可能与观察的样本量较少有关，因此硅油填充对PDR患者行PPV后NVG的影响还需要进一步研究。

多因素Logistic回归分析结果显示，手术后视网膜脱离可能是PDR患者行PPV后发生NVG的独立危险因素。视网膜脱离后失去脉络膜的血氧供应，更容易缺血、缺氧并产生大量的血管生成因子。视网膜缺氧严重，即使有完整的晶状体后囊和玻璃体前界膜，甚至硅油也不能完全阻止眼前节新生血管的发生。视网膜脱离的范围越大、时间越长，视网膜缺氧情况越严重，PPV后NVG的发生也越快。

二、增殖型糖尿病性视网膜病变患者玻璃体切割术后继发新生血管性青光眼的治疗

根据《中国新生血管性青光眼诊疗专家共识（2019年）》，对于有光感或刚刚丧失光感的NVG患者的治疗原则主要有：①最大限度保留患者的视功能；②创造一切条件行全视网膜激光光凝（PRP）；③积极治疗全身病。其中眼内注射抗VEGF药物、视网膜光凝为改善视网膜缺血状态、抑制新生血管生长的主要手段，已在多年的临床实践中得到了充分的验证。对于部分眼压过高、无法行PRP的患者，或药物治疗眼压不能有效控制的患者，应视情况尽快行青光眼手术治疗。

（一）补充视网膜光凝

PRP是预防虹膜新生血管和NVG最有效的方法，术中光凝的不充分往往导致治疗的失败，因此，建议在PPV术后3个月常规再次进行造影检查，根据造影的结果补充光凝。此外还要积极治疗原发病，控制血糖等全身因素，才能有效地控制NVG的发生。

（二）药物治疗

对于NVG的局部降眼压药物治疗，常用的是β受体阻滞剂、α受体激动剂及碳酸酐酶抑制剂，应该避免使用毛果芸香碱等缩瞳药及前列腺素类药物，以免加重炎症及患眼疼痛。

全身降眼压药物方面，可应用甘露醇或碳酸酐酶抑制剂，但应注意糖尿病性视网膜病变（DR）的患者往往合并有糖尿病肾病、肾功能不全，对这类患者要慎用碳酸酐酶抑制剂和甘露醇，且使用时要密切注意肾功能的变化。此外，还可应用1%阿托品和

皮质类固醇滴眼液缓解症状，减轻炎症。

（三）抗VEGF药物的使用

大量研究表明，VEGF的高表达是NVG新生血管形成的必要条件，抗VEGF药物的诞生为治疗NVG带来了新的手段，改善了NVG的预后，目前国内使用较多的抗VEGF药物有雷珠单抗、康柏西普和阿柏西普。在进行抗青光眼手术前3~7天进行玻璃体腔注射抗VEGF药物（或同时联合前房注射抗VEGF药物）能够明显降低滤过性手术术中及术后出血的发生率，减少手术并发症，提高手术成功率。

（四）滤过性手术

1. 传统的滤过性手术

对NVG患眼实施传统的小梁切除术，由于房角、虹膜新生血管的存在，术中容易出血，手术难度大，术后滤过道阻塞及瘢痕化等并发症较多、失败率较高。因此若选择行小梁切除术，术前应联合抗VEGF药物眼内注射，手术时要注意控制术中出血，利用各种电烧灼器保持术野干净，术中或术后联合应用抗代谢药物以减轻术后瘢痕形成。

2. 青光眼引流阀植入术

青光眼引流阀植入是治疗NVG的一种应用较广、疗效较好的治疗方式。目前国内较为常用的是Ahmed青光眼引流阀（Ahmed glaucoma valve，AGV），AGV是具有单向压力敏感性阀门的限制性眼内引流装置，外接硅胶引流管，该阀门在前房压力超过8~10 mmHg时开放。AGV引流管置于前房或后房，AGV引流盘置于结膜-筋膜下，眼内液体依次经引流管、引流盘、后部滤过泡进入眶周组织间隙，经过毛细血管及淋巴管循环吸收，进而调节控制患者眼压。由于AGV植入所形成的滤过泡是后部滤过泡（在赤道部巩膜面），对球结膜的要求较小梁切除术要低，因此对于PDR患眼PPV术后发生的NVG可作为首选治疗。

AGV植入术后的眼压情况与引流管的通畅程度、滤过泡囊壁的渗透能力及滤过泡表面积密切相关。AGV引流管植入方法主要有巩膜瓣下植入、异体巩膜覆盖植入、巩膜隧道植入等。影响AGV植入手术预后的主要因素为引流盘纤维增生包裹、新生血管形成等，术中联合丝裂霉素抗纤维化治疗及术前进行抗VEGF治疗能提高手术成功率。López Gálvez等对30只眼糖尿病性NVG进行了AGV植入术的患者进行了长达4.48年的随访，条件成功率为100%（包括术后需加用局部降眼压药的病例），且所有患眼在术后视力无下降，部分患眼视力有提升。

3．XEN凝胶引流管植入术

XEN凝胶引流管植入术是一种新型微创青光眼手术，通过一种由猪胶原蛋白与戊二醛交联所制的微型引流管构建房水流出的结膜下外引流新通路。引流管和推进器共同组成XEN引流装置，XEN凝胶引流管预装在推进器中，自角膜切口穿入，经前房角放置于结膜下间隙，无须切开结膜和巩膜组织，并可以利用到鼻上、鼻下等较难进行滤过手术的方位。目前XEN引流管应用于NVG的治疗仅有小样本的报道，并且需要对NVG病例有所选择，避免选择有大量虹膜新生血管、前房积血的病例，联合术前玻璃体注射抗VEGF药物预处理，XEN引流管植入术可作为PPV术后NVG治疗的潜在治疗选择。

4．睫状体破坏手术

当晚期或绝对期青光眼用药不能缓解症状、眼压不降时，可考虑施行睫状体破坏手术。常用的睫状体破坏手术有睫状体冷凝术和激光睫状体光凝术，近年来发展出新型的睫状体手术——高聚焦超声睫状体成形术（ultrasound ciliary plasty，UCP），目前也已被用于NVG的治疗。

（1）睫状体光凝术　目前临床较常用的睫状体光凝术是经巩膜的外路睫状体光凝术，该方法操作简单，很少导致眼球萎缩，术后反应较睫状体冷凝轻。激光能量经结膜巩膜睫状体，通过热效应破坏睫状体色素上皮、非色素上皮及睫状体基质，使血管凝固坏死，睫状体萎缩，睫状体上皮表面积减少，从而使房水生成减少。此外，经巩膜睫状体光凝术使睫状体色素上皮结构的完整性和屏障功能被破坏，睫状体组织收缩，增加了脉络膜巩膜通道的房水外流。

经巩膜睫状体光凝术治疗位置在角膜缘后1.2～1.5 mm，激光光束入射角度与视轴垂直并轻压巩膜，激光类型多选择波长1 064 nm的Nd：YAG激光和波长810 nm的半导体激光，治疗时避开3点和9点钟位角膜缘以避免损伤睫状后长动脉。

（2）超声睫状体成形术（UCP）　近年来UCP逐渐在我国推广使用，并主要用于治疗难治性青光眼，其采用高强度超声聚焦于睫状突，可精准破坏睫状体上皮细胞。UCP设备由控制台、治疗探头、定位环组成。探头包含6个柱状传导器，可产生6个超声波波束，作用于不同的聚焦区域。6个传感器在睫状体准确地呈环状排列，形成6处治疗点（图7-6-1）。操作者可根据患者的病情，精确确定治疗剂量。国内一项研究纳入了30例NVG患者，经UCP治疗，术后3个月、6个月眼压降低率分别为50.20%、49.18%，且视力、疼痛、用药数量均较术前降低。UCP作为一种新兴的手术方式，其降眼压效果在NVG中表现不亚于传统睫状体光凝术，且易于操作，术后反应较轻，并发症相对较少、更安全，减轻了患者的疼痛，可重复操作，是目前治疗PPV后NVG的又一选择。

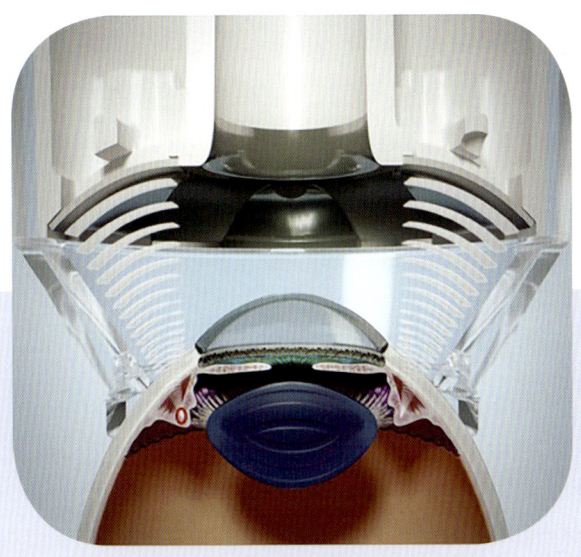

图7-6-1　UCP治疗示意图

（曹丹）

参考文献

［1］黎晓新, 王景昭. 玻璃体视网膜手术学[M]. 2版. 北京: 人民卫生出版社, 2014.

［2］姚可. 复杂病例白内障手术学[M]. 北京: 北京科学技术出版社, 2004.

［3］乌尔里克·斯巴杜, 嘉宝·思瑞奥斯. 白内障手术术中及术后并发症处理指南[M]. 孔祥斌, 译. 天津: 天津科技翻译出版有限公司, 2017.

［4］谭娅, 周希瑗, 徐智勇, 等. 玻璃体切割术后眼超声乳化白内障摘出术中并发症的临床分析[J]. 中华实验眼科杂志, 2015, 33(4): 373-376.

［5］杨尚飞, 黄永志, 陈浩, 等. 玻璃体切除术对晶状体悬韧带及前房深度的影响分析[J]. 国际眼科杂志, 2018, 18(7): 1247-1251.

［6］中华医学会眼科学分会白内障及人工晶状体学组. 中国糖尿病患者白内障围手术期管理策略专家共识（2020年）[J]. 中华眼科杂志, 2020, 56(5): 337-342.

［7］SHARMA T, FONG A, LAI T Y, et al. Surgical treatment for diabetic vitreoretinal diseases: a review[J]. Clin Exp Ophthalmol, 2016, 44(4): 340-354.

［8］夏颖, 陈放, 杜伟, 等. 玻璃体切割手术中角膜缘后5.0 mm与4.0 mm巩膜穿刺口对晶状体及锯齿缘的安全性对比研究[J]. 中华眼底病杂志, 2019, 35(6): 544-548.

［9］WONG T Y, SUN J, KAWASAKI R, et al. Guidelines on diabetic eye care: the international council of ophthalmology recommendations for screening, follow-up, referral, and treatment based on resource settings[J]. Ophthalmology, 2018, 125(10): 1608-1622.

［10］黄侠, 袁军, 杨柯, 等. 超声乳化白内障吸除联合玻璃体内注药术治疗白内障伴发糖尿病黄斑水肿[J]. 中华眼外伤职业眼病杂志, 2024, 46(2): 135-140.

［11］MOGHISSI E S, KORYTKOWSKI M T, DINARDO M, et al. American Association of Clinical Endocrinologists and American Diabetes Association consensus statement on inpatient glycemic control[J]. Diabetes Care, 2009, 32(6): 1119-1131.

［12］陈莉明, 陈伟, 陈燕燕, 等. 成人围手术期血糖监测专家共识[J]. 中国糖尿病杂志, 2021, 29(2): 81-85.

［13］BARCA F, CAPOROSSI T, RIZZO S. Silicone oil: different physical proprieties and clinical applications[J]. Bio Med Research International, 2014:502143.

［14］OHAYON A, ESA S, RUBOWITZ A. A two-port inexpensive and effective method for silicone oil removal[J]. IMAJ, 2020, 22(2): 89-93.

［15］TSUI M C, HSIEH Y T, YANG C M. Silicone oil removal after extended tamponade in proliferative diabetic retinopathy:a long range of follow-up[J]. Eye(Lond), 2020, 34: 2307-2314.

[16] THULASIDAS M, GUPTA H, SACHDEV M S, et al. Microincision phacoemulsification combined with sutureless transpupillary passive silicone oil removal[J]. Indian J Ophthalmol, 2021, 69(9): 2311-2316.

[17] LIN H S, TANG Y P, ZHANG L, et al. New technique for removal of perfluorocarbon liquid related sticky silicone oil and literature review[J]. Indian J Ophthalmol, 2021, 14(12): 1903-1908.

[18] ROSSI T, CANEPA P, CAVALLERI O, et al. Silicone oil tamponade removal: which technique is more effective? A X-ray photoemission spectroscopy study[J]. Transl Vis Sci Technol, 2023, 12(4): 21.

[19] JOUSSEN A M, KIRCHHOF B, SCHRAGE N, et al. Heavy silicone oil versus standard silicone oil as vitreous tamponade in inferior PVR (HSO Study): design issues and implications[J]. Acta Ophthalmologica, 2007, 85(6): 623-630.

[20] JOUSSEN A M, RIZZO S, KIRCHHOF B, et al. Heavy silicone oil versus standard silicone oil in as vitreous tamponade in inferior PVR (HSO Study): interim analysis[J]. Acta Ophthalmologica, 2011, 89(6): e483-489.

[21] SOLIMAN I A M, SMIDDY W E. Silicone oil removal from the anterior chamber[J]. Retina , 2016, 36(10): 2031-2032..

[22] HUANG C H, YANG C M. Recurrent retinal detachment after diabetic vitrectomy[J]. International Ophthalmology, 2020, 40(8): 1931-1939.

[23] BRUNNER S, BINDER S. Surgery for proliferative diabetic retinopathy[M]//SADDA S R, SARRAF D, FREUND K B, et al. Ryan's Retina. 7th ed. Philadelphia: Elsevier, 2022.

[24] ALSHAIKHSALAMA A M, THOMPSON K N, PATRICK H, et al. Clinical characteristics and surgical outcomes of patients undergoing pars plana vitrectomy for proliferative diabetic retinopathy[J]. Ophthalmol Retina, 2024, 8(8): 823-831.

[25] DOGRAMACI M, LEE E, WILLIAMSON T. The incidence and the risk factors for iatrogenic retinal breaks during pars plana vitrectomy[J]. Eye(Lond), 2012, 26(5): 718-722.

[26] LI S, TANG J, HAN X, et al. Prospective comparison of surgery outcome between preoperative and intraoperative intravitreal injection of ranibizumab for vitrectomy in proliferative diabetic retinopathy patients[J]. Ophthalmol Ther, 2022, 11(5): 1833-1845.

[27] CHEN H F, YEUNG L, YANG K J, et al. Persistent corneal epithelial defect after pars plana vitrectomy[J]. Retina, 2016, 36(1): 148-155.

[28] BALARATNASINGAM C, RAJA V, NAGPAL M. Proliferative vitreoretinopathy[M]//SADDA S R,

SARRAF D, FREUND K B, et al. Ryan's Retina. 7th ed. Philadelphia: Elsevier, 2022.

[29] AGGARWAL D, RANI P K. Spontaneous resolution of subretinal fluid postvitreoretinal surgery for tractional retinal detachment in proliferative diabetic retinopathy[J]. BMJ Case Reports, 2022, 15(8): e249745.

第八章
典型病例手术示例

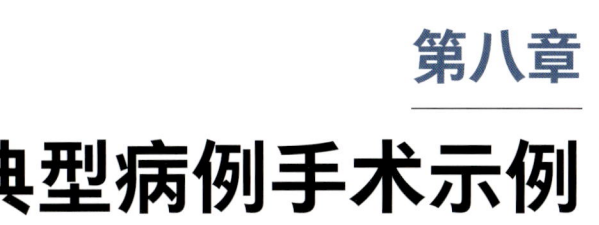

第1例

增殖型糖尿病性视网膜病变合并局部牵拉性视网膜脱离1例

57岁男性患者，因"发现血糖升高15年，双眼视力下降2年"入院。有2型糖尿病、慢性肾脏病5期、高血压3级、高脂血症等病史。专科检查：右眼视力（VOD）0.3，矫正无助；左眼视力（VOS）0.7，矫正至0.8；右眼眼压（TOD）10.0 mmHg；左眼眼压（TOS）13 mmHg。右眼为增殖型糖尿病性视网膜病变（PDR）合并黄斑颞下方牵拉性视网膜脱离，后极部及视神经乳头周围见视网膜前纤维血管膜形成（图8-1-1）。左眼眼底隐约可见散在出血点、黄白色渗出，余结构不能窥清（图8-1-2）。因患者肾功能差未行荧光素钠眼底血管造影（FFA），光学相干断层血管造影（OCTA）示右眼黄斑颞下方视网膜神经上皮层牵拉脱离（图8-1-3），左眼散在视网膜前团状高反射（视网膜新生血管）（图8-1-4）。

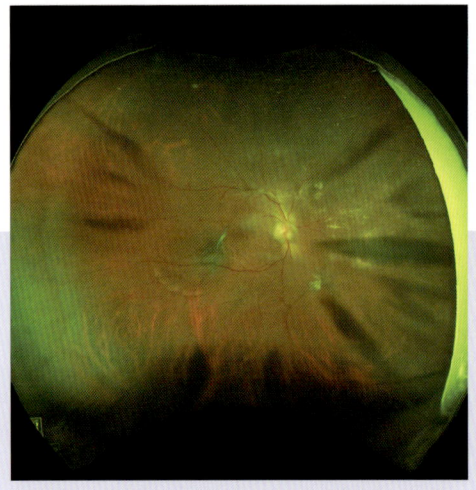

图8-1-1　初诊时右眼SLO眼底照

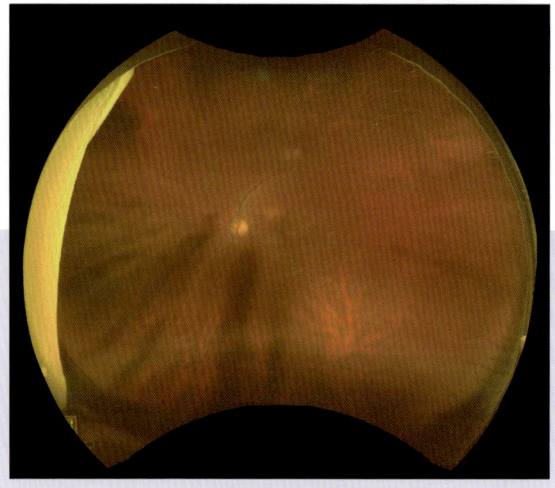

图8-1-2　初诊时左眼SLO眼底照

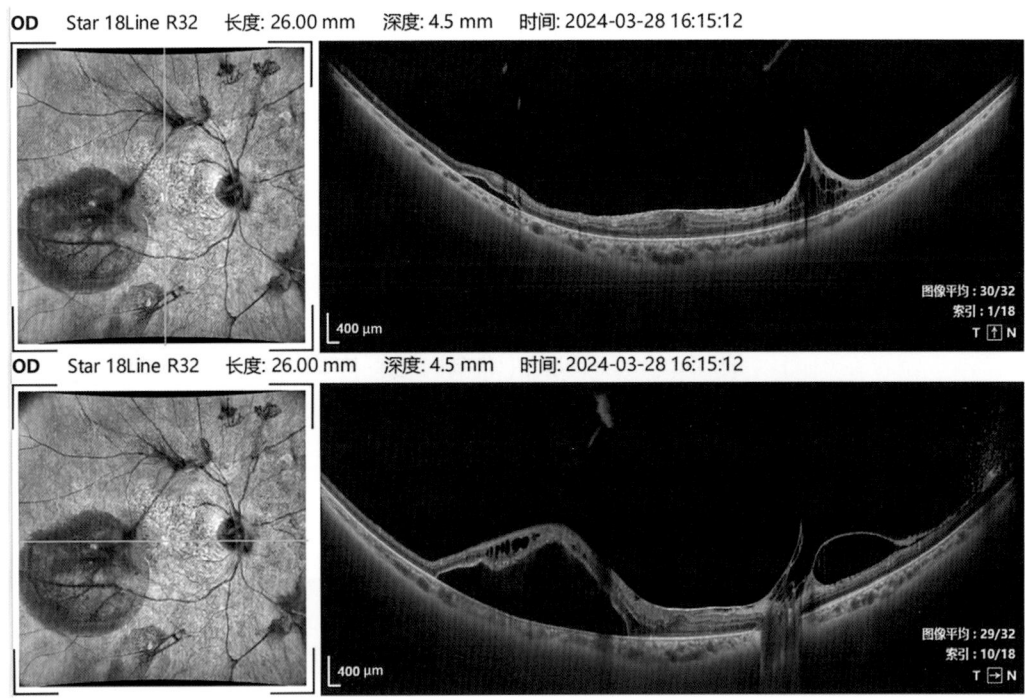

图8-1-3　初诊时右眼OCTA

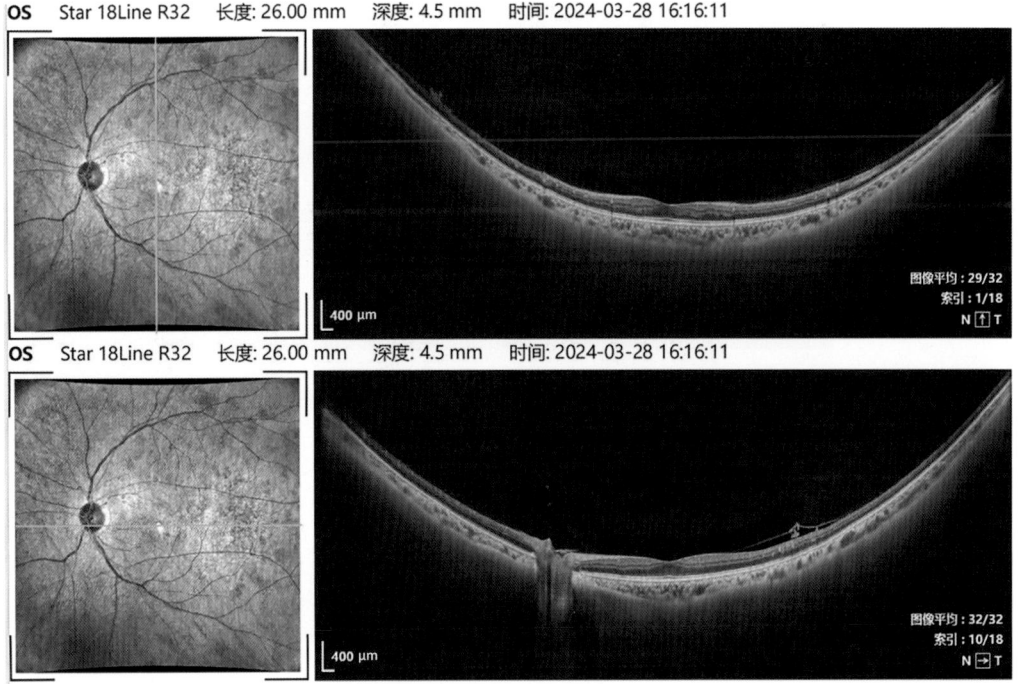

图8-1-4　初诊时左眼OCTA

对于伴有牵拉性视网膜脱离的PDR患者,进行玻璃体切割术(PPV)时需要格外谨慎。手术的关键和难点在于完全解除增殖膜对视网膜的牵拉,同时避免在剥膜过程中造成医源性裂孔或扩大脱离范围。术前3~7天注射抗VEGF药物可使新生血管组织消退,能够降低术中出血、医源性视网膜裂孔发生率,降低电凝使用率,且术后视力改善程度更高。据此,我们选择在行右眼玻璃体药物(雷珠单抗)注射术7天后进行右眼PPV治疗,术中完全剥除增殖膜,完成全视网膜光凝并封闭裂孔,最后进行气/液交换和注入空气(详见视频8-1-1)。

术后2周复查,眼科专科查体:VOD 0.2,VOS 0.7,TOD 15.5 mmHg,TOS 16.8 mmHg,右眼眼底黄斑区中心凹反光不显,全周见激光斑(图8-1-5)。与术前OCT相比,黄斑颞侧视网膜下积液较术前减少,视网膜仅局限性轻微隆起(图8-1-6)。

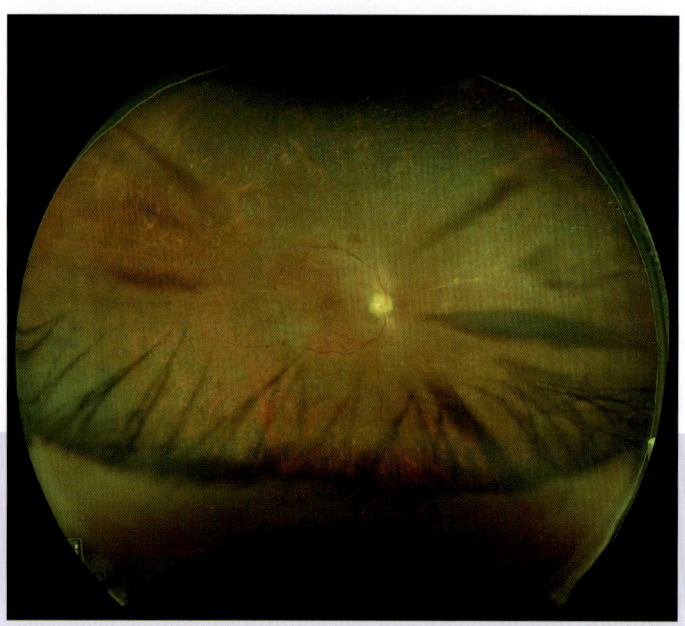

图8-1-5　术后2周右眼SLO眼底照

第八章 典型病例手术示例

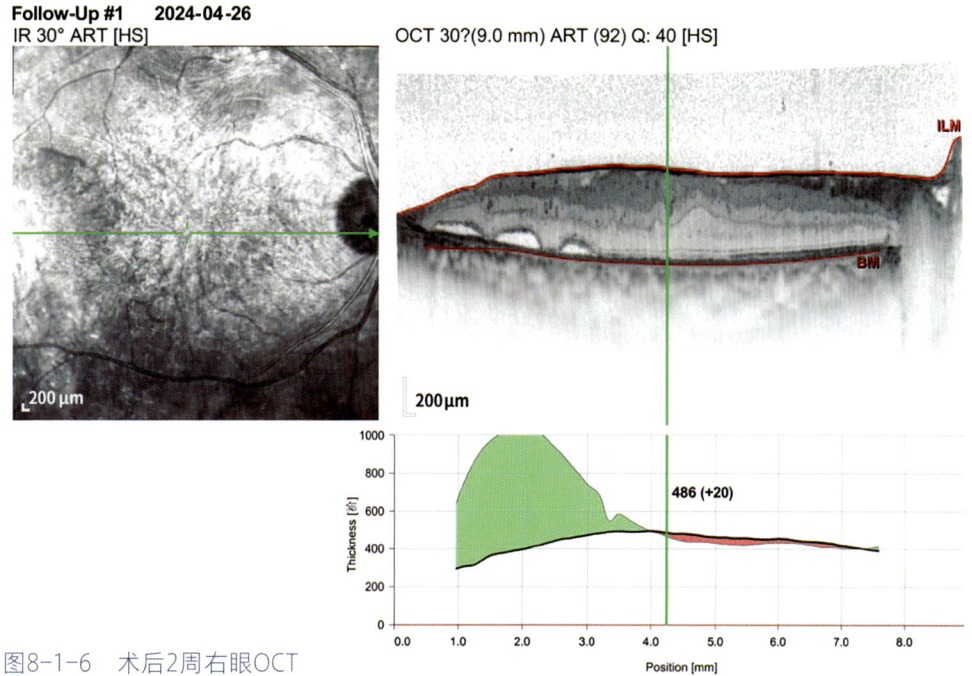

图8-1-6　术后2周右眼OCT

（黄嘉仪　张良）

视频8-1
增殖性糖尿病视网膜病变合并
局部牵拉性视网膜脱离1例

第2例
后极部大片增殖膜的糖尿病性视网膜病变1例

55岁男性患者,因"双眼视物不清1年余"入院,既往有2型糖尿病史12年、高血压病史6年、肾功能不全和脑梗死病史2年余。VOD 0.1,加镜矫至0.2;VOS FC/15 cm,矫正无助;TOD 13.3 mmHg;TOS 10.5 mmHg。右眼玻璃体混浊,增殖,视网膜尚平复(图8-2-1);左眼玻璃体混浊增殖显著,部分视网膜结构欠清(图8-2-2,图8-2-3)。拟左眼进行玻璃体视网膜手术。

该例手术的关键点在于控制术中出血、小心剥除增殖膜,避免对视网膜造成过度牵拉或撕裂。为了减少手术出血和并发症,手术前应先进行抗VEGF药物治疗。我们选择在左眼玻璃体腔注射抗VEGF药物(阿柏西普)5天后,进行左眼PPV治疗,术中完

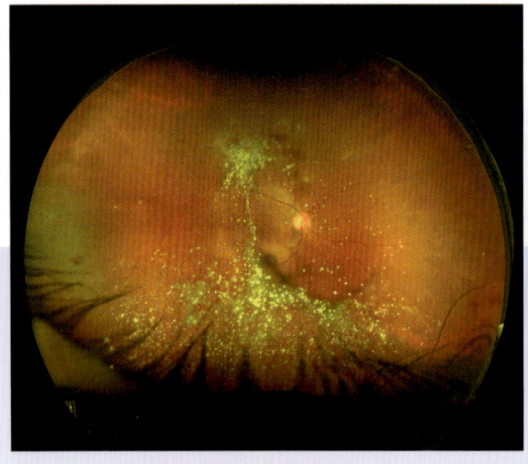

图8-2-1 初诊时右眼SLO眼底照

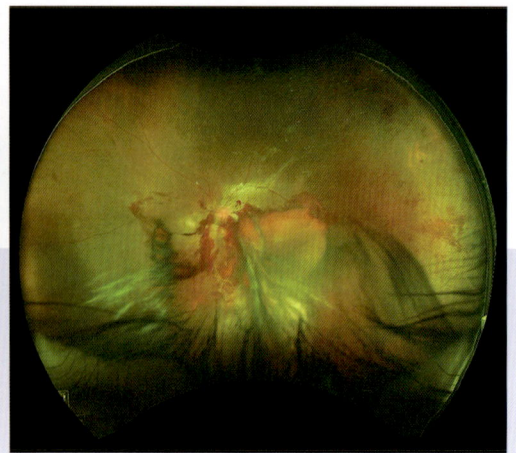

图8-2-2 初诊时左眼SLO眼底照

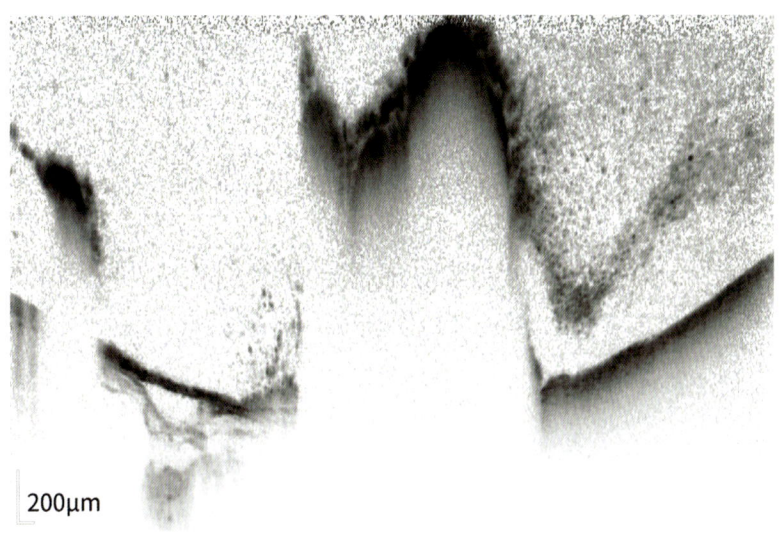

图8-2-3 初诊时左眼OCT

全切除玻璃体和视神经乳头前及视网膜前增殖膜,并完成全视网膜光凝(详见视频8-2-1)。

术后1周查体:VOS 0.1,TOS 17 mmHg,玻璃体腔尚清,视神经乳头界清,全视网膜散在多量2级激光斑,视网膜平伏。

(李菁 张良)

视频8-2
后极部大片增殖膜的
糖尿病视网膜病变1例

第3例

增殖型糖尿病性视网膜病变玻璃体积血1例

56岁男性患者,因"右眼视力下降1年余"入院。既往有2型糖尿病、高血压病病史,1年前于外院诊断为"双眼糖尿病性视网膜病变(DR)",予"双眼视网膜激光光凝、双眼抗VEGF注药术"。入院查体:VOD 0.3,TOD 20 mmHg,右眼玻璃体积血,隐见全周视网膜散在大量陈旧性激光斑,后极部增殖程度较轻,未见视网膜脱离征象(图8-3-1)。

全视网膜激光光凝(PRP)及注射抗VEGF药物是延缓DR发展的有效手段,但仍有部分患者会出现玻璃体积血等并发症,对于难以自行吸收的玻璃体积血应及时进行手术干预。此患者右眼的玻璃体积血经过激光及药物治疗后长期不消散且有加重趋势,积血遮挡导致PRP不完全,为控制病变的继续发展,恢复患者的视功能,右眼抗VEGF药物治疗6天后行玻璃体切割术(PPV)。术中注入曲安奈德混悬液确保制造完全的玻璃体后脱离并补充周边部的视网膜激光光凝(详见视频8-3-1)。

视频8-3
增殖型糖尿病性视网膜病变玻璃体积血1例

术后1周查体:VOD 0.4,TOD 15 mmHg,右眼底玻璃体液清,网膜平伏,全视网膜大量激光斑(图8-3-2)。

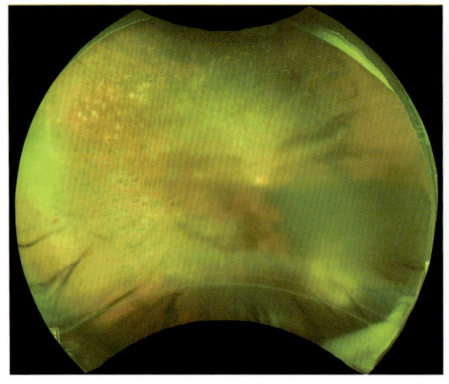 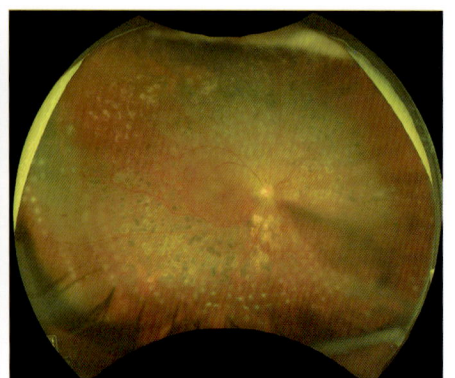

图8-3-1 初诊时右眼SLO眼底照　　图8-3-2 术后右眼SLO眼底照

(黄丹铃　张良)

第4例

青年增殖型糖尿病性视网膜病变玻璃体积血1例

35岁女性,因"双眼视力下降1年"入院。2024年4月于外院诊断为2型糖尿病,2024年7月于外院诊断为"双眼糖尿病性视网膜病变(DR)",2024年8月于我院先后行双眼玻璃体腔注药(阿柏西普)及右眼视网膜激光,2024-09-03入院行右眼玻璃体切割术(PPV)。

入院查体:最佳矫正视力VOD HM/50 cm,VOS 0.08。双眼眼压(TOU)9 mmHg。双眼眼前节无明显异常,右眼玻璃体下方积血,双眼底后极部大片增殖膜及新生血管(图8-4-1及图8-4-2)。

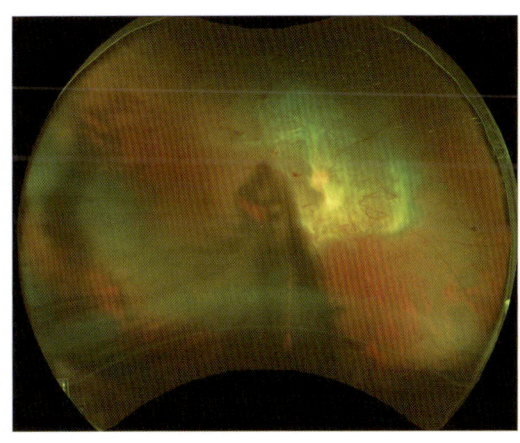
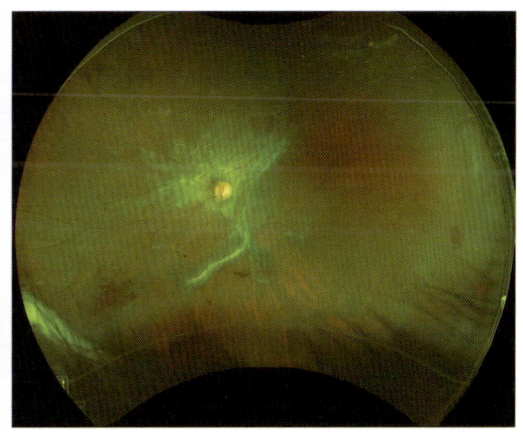

图8-4-1 初诊时右眼SLO眼底照　　图8-4-2 初诊时左眼SLO眼底照

对于发生增殖型糖尿病性视网膜病变(PDR)的年轻患者,全身控制血糖、尽早行玻璃体手术尤为关键。与老年PDR患者相比,年轻患者手术更具风险和挑战,难点包括以下方面。①玻璃体增生明显:年轻患者难以完全进行人工玻璃体后脱离,且玻璃体代谢活跃,更容易发生纤维化和增生。②增殖膜粘连紧密:年轻患者的增殖膜与视网膜粘连尤为紧密,新生血管膜更厚且更具韧性,剥除难度大,术中发生出血及视网膜撕裂的风险极高,出血影响视野进一步增加手术难度。③术后继发增殖显著:年轻患者术后炎症反应剧烈,更易形成纤维化瘢痕和新的纤维血管膜,术后复发风险更高,甚至进一步导致牵拉性视网膜脱离。④视网膜脆性增加:虽然老年患者视网膜因年龄出现退行性改变,但年轻患者在糖尿病病程、手术创伤、炎症反应等多重因素下更容易发生视网膜脆性增加,影响预后及增加二次手术难度。

对于更为复杂的年轻患者PDR手术,术前使用抗VEGF药物促进新生血管膜消退更为重要,术中对增殖膜的剥除操作需尤为谨慎,减少出血、避免进一步创伤是关键。在右眼玻璃体视网膜手术中,剥除增殖膜后予以全视网膜光凝,并进行了硅油填充(详见视频8-4-1)。

术后1周查体:VOD FC/30 cm,TOD 11 mmHg,右眼硅油填充,眼底散在片状出血(图8-4-3)。

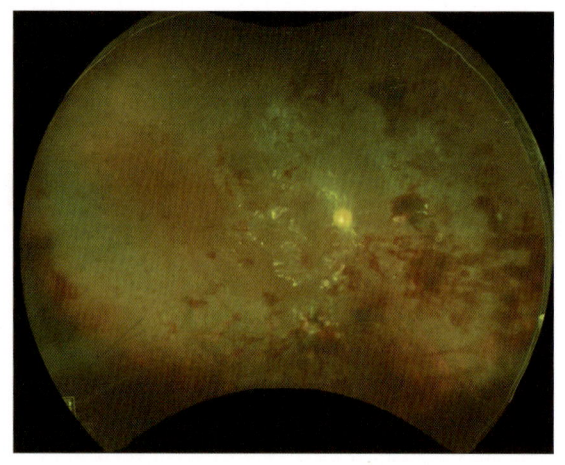

图8-4-3　术后1周右眼SLO眼底照

(徐智聪　张良)

视频8-4
青年增值型糖尿病性视网膜
病变玻璃体积血1例

第八章 典型病例手术示例

第5例

糖尿病性视网膜病变牵拉裂孔混合性视网膜脱离1例

61岁男性患者，因"左眼视力下降伴黑影遮挡2月余"入院。既往有2型糖尿病、高血压、慢性肾脏病病史。就诊时VOS HM/40 cm，TOS 12.0 mmHg，右眼为增殖型糖尿病性视网膜病变（PDR）（图8-5-1），左眼为PDR伴累及黄斑的后极牵拉裂孔混合性视网膜脱离，后极部视网膜前见纤维血管膜增生，7点至6点视网膜广泛脱离、褶皱（图8-5-2）。

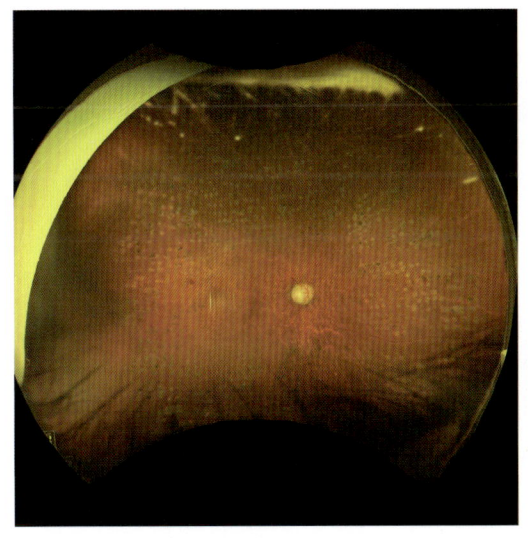
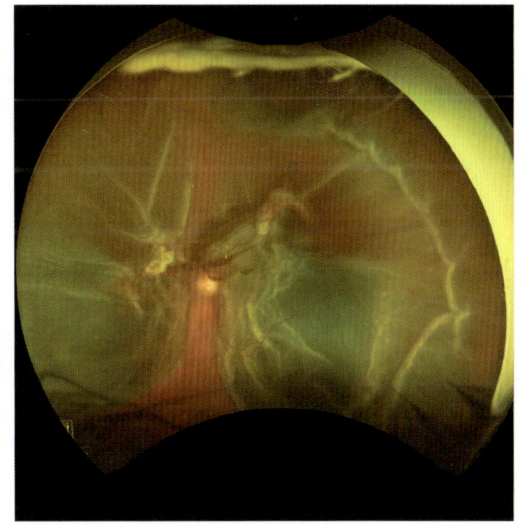

图8-5-1　初诊时右眼SLO眼底照　　　　图8-5-2　术前左眼SLO眼底照

本例牵拉裂孔混合性视网膜脱离手术的关键和难点在于尽可能完全地解除由增殖膜或机化组织收缩造成的视网膜牵拉并有效封闭裂孔。术前需要进行抗VEGF治疗。作者团队选择在左眼玻璃体腔注射抗VEGF药物（康柏西普）5天后，进行左眼玻璃体切割术（PPV），术中切除玻璃体、剥除增殖膜和内界膜（合并黄斑裂孔）、全视网膜光凝、气液交换和注入硅油填充（详见视频8-5-1）。

术后第9天查体：VOS FC/10 cm，TOS 15.2 mmHg，左眼底见散在视网膜前点状出血，网膜平伏，全视网膜大量激光斑（图8-5-3）。

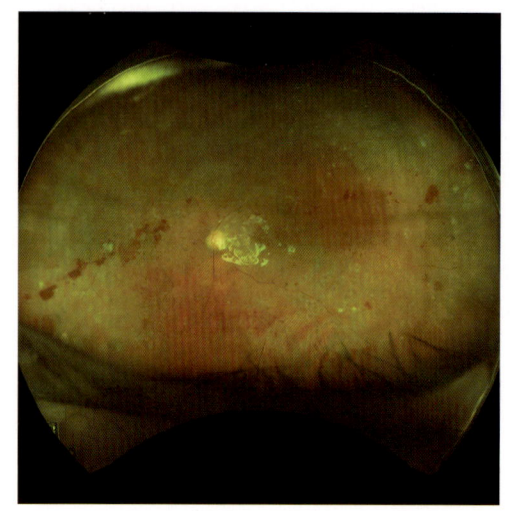

图8-5-3　左眼PPV术后第9天SLO眼底照

（徐子康　张良）

视频8-5
糖尿病性视网膜病变牵拉裂孔混合性视网膜脱离1例

第6例

糖尿病性视网膜病变玻璃体切割联合白内障摘除手术1例

64岁女性患者,因"右眼视矇伴黑影飘动1月余"就诊。既往有2型糖尿病、高血压病史。左眼因"2型糖尿病视网膜病变"曾行全视网膜激光光凝(PRP)治疗。就诊时,VOD 0.15,右眼晶状体混浊(C2P2N2),玻璃体血性混浊(++),眼底隐见视神经乳头和血管,后极部见黄白色渗出。眼部B超未见明显视网膜增殖和牵拉表现。为了使得新生血管消退,促进玻璃体积血吸收,患者予右眼玻璃体腔注射抗VEGF药物治疗(图8-6-1)。

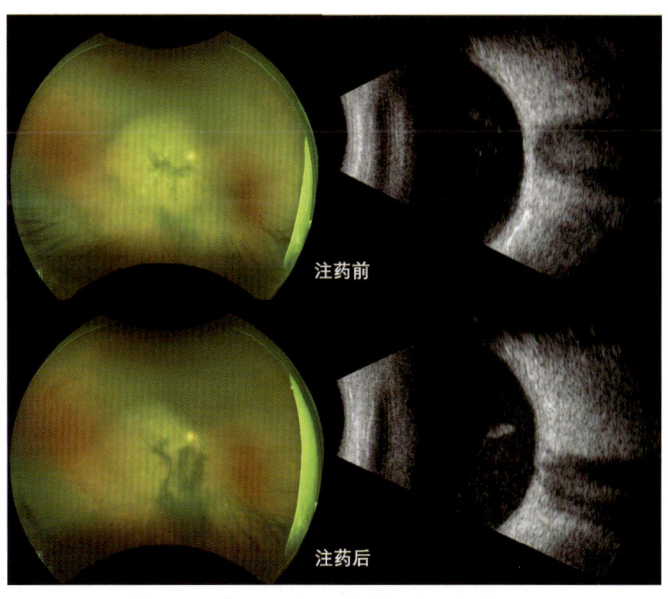

图8-6-1　右眼抗VEGF注药前后SLO眼底照及眼部B超

抗VEGF注射术后1周,VOD 0.08,右眼玻璃体血性混浊较前加重。此时拟行右眼玻璃体切割术(PPV)以清除积血。考虑到本例患者白内障已经比较明显,玻璃体视网膜病变并非十分严重,术中操作和损伤不会太多,PPV联合白内障摘除手术也具有一定优势。虽然PPV本身可能会加速白内障进展,且术后由于玻璃体支撑缺失,晶状体后囊活动性增大,可能增加未来白内障手术(二期手术)的风险和难度,但联合手术可以一次性解决两个问题,避免二次手术,并可能获得更好的视觉效果,故本例患者选择予前后联合手术。

对于DR患者人工晶状体的选择有以下要求:该类患者多合并干眼症、瞳孔异常、黄斑水肿等问题,功能型人工晶状体(如多焦点人工晶状体)对患者眼部自身条件要求较高,患者使用后可能无法达到手术预期效果,反而出现眩光、对比敏感度下降等不良反应;行PPV的患者,可能有囊膜及悬韧带的损伤,可选择稳定性更高的三片式人工晶状体;前后联合手术术后炎症反应显著增加,丙烯酸酯人工晶状体相容性较好,可减轻患者术后的炎症反应。因此,宜选择植入疏水性丙烯酸酯的三片式单焦点人工晶状体。该患者于抗VEGF注射1周后行右眼白内障超声乳化抽吸术+植入人工晶状体+后入路玻璃体切割术+全视网膜激光光凝术(详见视频8-6-1)。

术后需要加强抗炎。右眼白内障联合PPV后2周查体:VOD 0.4矫正至0.6,右眼角膜透明,人工晶状体正位,黄斑区散在黄白色渗出,血管弓外大量激光斑,视网膜平伏(图8-6-2)。

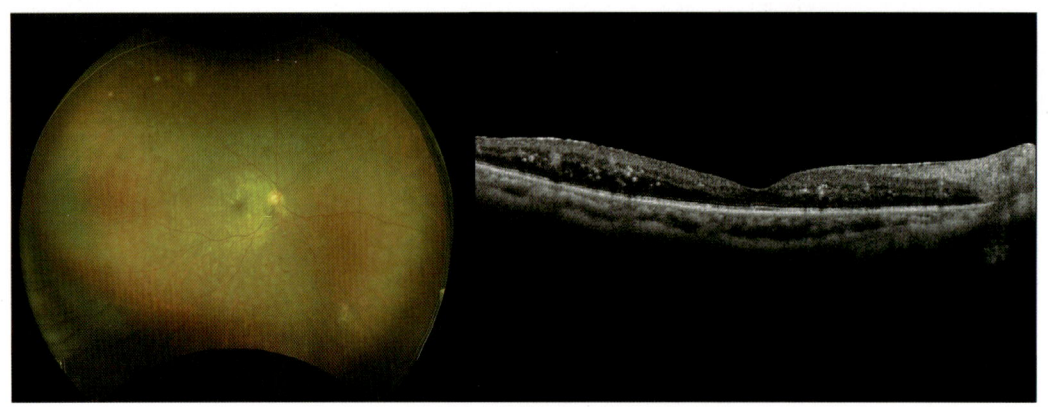

图8-6-2　右眼术后SLO眼底照

(梁慧琳　张良)

视频 8-6
糖尿病性视网膜病变玻璃体
切割联合白内障摘除手术1例

第7例

糖尿病性视网膜病变硅油注入术后眼底再发增殖1例

33岁女性患者，因"右眼视矇1年余"入院。既往有双眼糖尿病性视网膜病变（DR）、2型糖尿病、糖尿病性肾脏病、贫血病史，右眼曾因黄斑水肿行3次玻璃体腔注药（康柏西普），并在后续复查中发现视网膜牵拉，于此次入院的15个月前行右眼玻璃体切割术（PPV）+激光+硅油置入，9个月前行右眼白内障超声乳化抽吸术+人工晶状体植入+硅油置换术。

入院时VOD 0.1，TOD 12.4 mmHg，右眼硅油置入状态，视神经乳头周围存在大片视网膜前纤维血管膜增生，且黄斑区结构紊乱，上方视网膜前增殖显著伴视网膜脱离（图8-7-1，图8-7-2）。

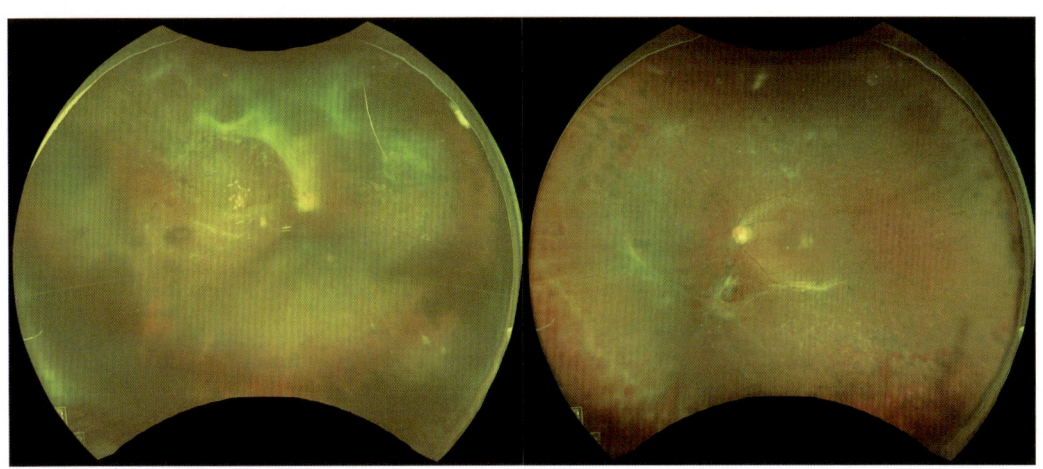

图8-7-1 术前双眼SLO眼底照

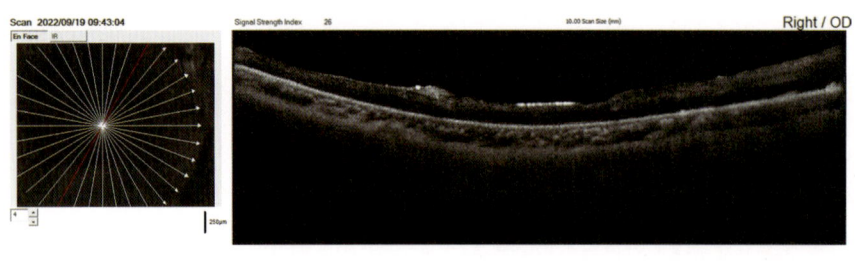

图8-7-2 术前右眼OCT

本例为既往因PDR已行玻璃体视网膜手术并置入硅油的年轻患者，此次见眼底大量增殖膜，拟再次行手术置换硅油并切除增殖膜。对于此类反复发生增殖膜生长的患者，手术操作面临诸多挑战。最主要的困难在于增殖膜的范围广泛且质地坚韧，这大大增加了剥除过程中发生医源性视网膜裂孔及出血的风险。术中必须根据各部分增殖膜的具体特点，灵活调整手术策略。为避免对增殖膜施加过大的牵拉力量，以降低视网膜及血管撕裂的风险，可将大片的增殖膜有效地分割为几个小部分，更加精准地逐一处理这些增殖膜，实现"分而治之"，对剥除极度困难的增殖膜孤立即可（详见视频8-7-1）。

术后20天查体：VOD 0.05，TOD 12.3mmHg，右眼底增殖膜较前减少，上方视网膜可见一较大裂孔，周围激光封闭良好，视网膜平伏，全视网膜见大量激光斑（图8-7-3）。

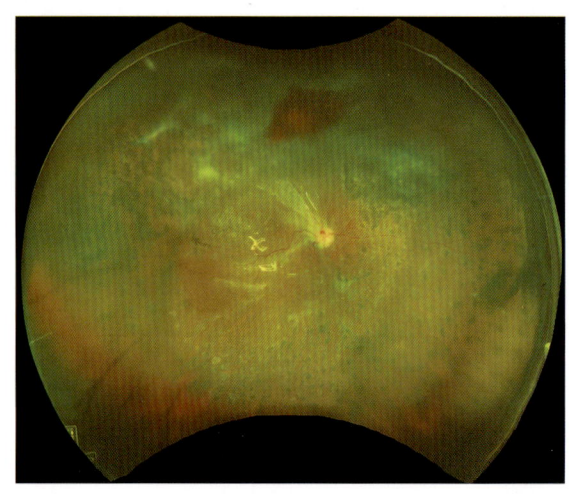

图8-7-3 术后20天复查右眼SLO眼底照

（李韬正　张良）

视频8-7
糖尿病性视网膜病变硅油
注入术后眼底再发增殖1例